Marina Engler

Schnelle Hilfe im Pflegefall

Stiftung Warentest

Inhaltsverzeichnis

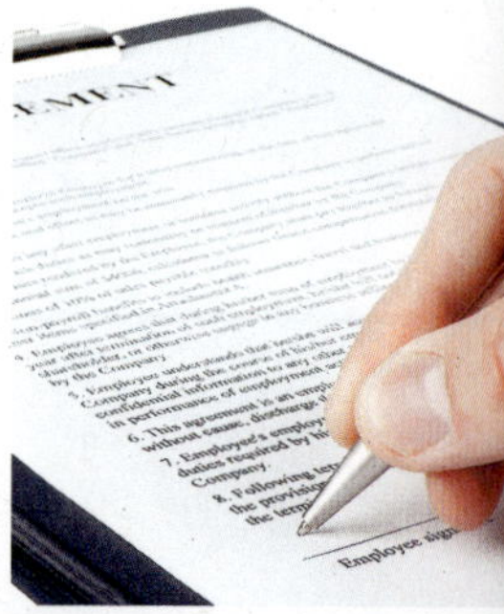

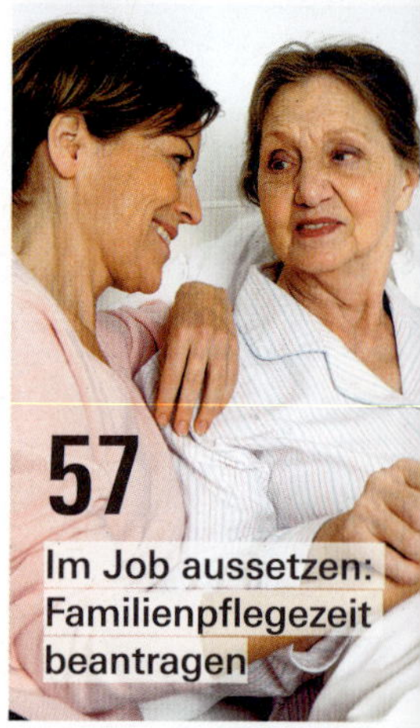

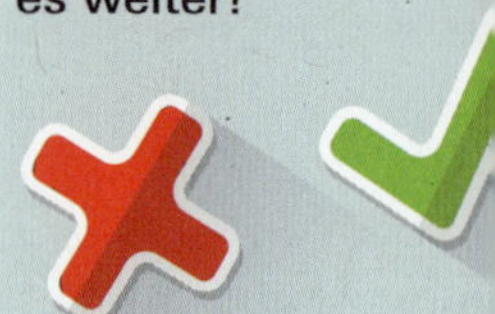

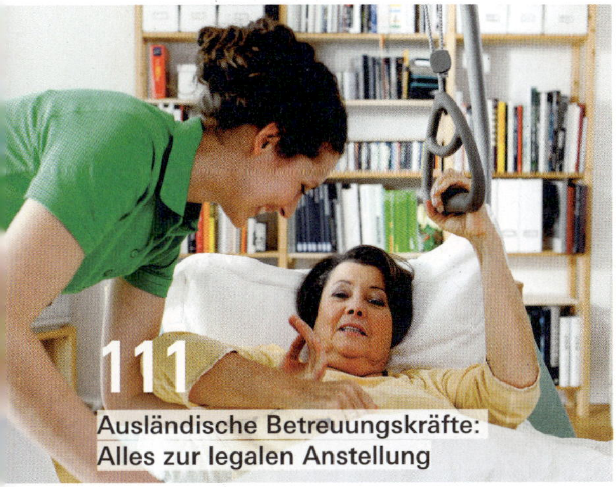

111

Ausländische Betreuungskräfte: Alles zur legalen Anstellung

122

Geriatrische Reha: Was sie älteren Menschen bringt

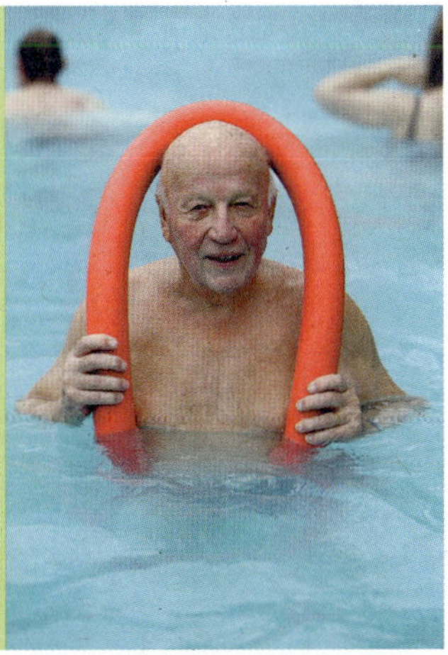

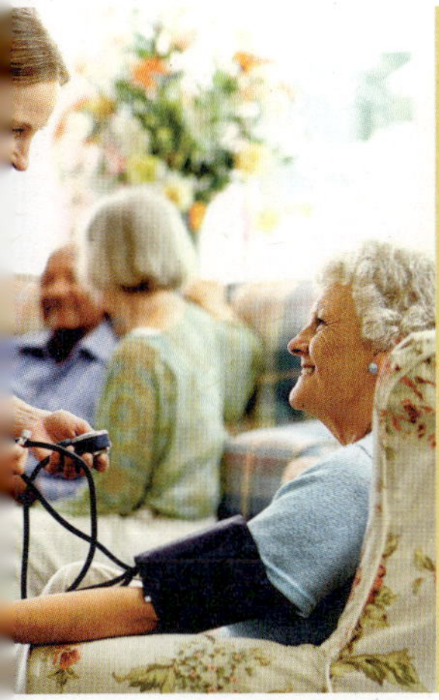

129

Mehr Freiheiten: Wohngemeinschaften mit Pflege

Was wollen Sie wissen?

Ihr Mann oder Ihre Frau, die Eltern oder Schwiegereltern benötigen immer mehr Unterstützung im Alltag? Eine Krankheit, ein Unfall oder eine kaum wahrnehmbare Verschlechterung haben dazu geführt, dass Sie plötzlich die Pflege organisieren müssen? Dieser Ratgeber zeigt präzise und praxisnah, welche Schritte nötig sind und wer Ihnen dabei helfen kann.

Es gibt so viel zu tun. Womit fange ich an?

Zwei Dinge sind zunächst am wichtigsten: Zeit und gute Beratung. Wenn Sie die Pflege für eine andere Person organisieren, haben Sie einen gesetzlichen Anspruch auf zehn freie Arbeitstage. Der Fachbegriff dafür heißt „kurzzeitige Arbeitsverhinderung". Weitere Informationen darüber finden Sie ab S. 57.

Sie haben ein Recht auf eine kostenlose Beratung zu Pflege- und Hilfsangeboten in Ihrer Nähe. Dafür ist die Pflegekasse der richtige Ansprechpartner. Sie erreichen sie über Ihre Krankenversicherung. Je nach Region gibt es Pflegestützpunkte vor Ort. Auf der Webseite des Zentrums für Qualität in der Pflege unter bdb.zqp.de können Sie nach Beratungsangeboten in Ihrer Nähe suchen. Beim Bundesverband unabhängiger Pflegesachverständiger und Pflegeberater unter www.bvpp.org/anbieter finden Sie freie Berater. Über Hilfs- und Beratungsangebote informieren wir Sie ab S. 9 und ausführlicher ab S. 67.

Wie lange können meine Eltern noch zu Hause wohnen bleiben?

Wenn Sie Ihren Angehörigen in seinem Zuhause pflegen wollen, muss er keinen Pflegegrad haben und sich dementsprechend auch nicht begutachten lassen. Allerdings gibt es dann auch kein Geld von der Pflegekasse.

Entscheidend für die Pflege zu Hause ist, dass möglichst alle Zimmer dafür geeignet sind. Schon kleine Veränderungen wie Haltegriffe oder ein aufgebockter Sessel können die Lebensqualität erhöhen und die Sturzgefahr senken. Wo Sie Tipps bekommen und ob Ihnen eine finanzielle Unterstützung zusteht, erfahren Sie ab S. 78. Wer zu Hause wohnen bleiben möchte, sollte außerdem früher oder später Hilfe von außen zulassen: Vom Menü-Bringdienst über eine Putzkraft bis zur Unterstützung in der Pflege, etwa tageweise von einem Pflegedienst, ist vieles möglich. Mehr Informationen dazu finden Sie ab S. 67 und ab S. 97.

Ich möchte mich selbst um die Pflege kümmern. Was muss ich beachten?

Egal, ob es um Mutter oder Vater, Ehefrau oder Ehemann oder um die Schwiegereltern geht – viele Angehörige möchten sich erst einmal selbst kümmern. Doch damit die Pflege nicht zur Belastung wird, sollte sie nicht von einem einzelnen Angehörigen geleistet werden. Überlegen Sie am besten im Familienrat, wer wann was übernehmen kann und möchte. Auch die pflegebedürftige Person selbst sollte nach Möglichkeit mitentscheiden. Für die praktische Umsetzung kann ein Pflegekurs sinnvoll sein, den die Pflegekassen kostenlos anbieten. Weitere Informationen darüber finden Sie ab S. 80.

Wann gibt es Geld von der Pflegekasse?

Ein anerkannter Pflegegrad ist die Voraussetzung dafür, dass es Geld von der Pflegekasse gibt. Der Pflegegrad 1 ist die niedrigste Stufe für Menschen mit nur geringem Unterstützungsbedarf, der Pflegegrad 5 die höchste Stufe für Menschen, die rund um die Uhr auf Hilfe angewiesen sind.
Um einen Pflegegrad bescheinigt zu bekommen, muss die betroffene Person oder Sie als Angehöriger mit deren Einverständnis einen Antrag bei der Pflegekasse stellen. Daraufhin kommt ein Gutachter und schlägt nach Überprüfung verschiedener Kriterien einen Pflegegrad vor, den die Pflegekasse in der Regel bestätigt. Nun können Sie Leistungen erhalten, rückwirkend ab dem Monat der Antragstellung. Die einzelnen Schritte erklären wir Ihnen ab S. 33.

Wie viel Geld gibt es von der Pflegekasse?

Wie viel Geld die Pflegekasse nach Ihrer Antragstellung bewilligt, hängt vom Pflegegrad und der Art der Pflege ab. Für die Pflege zu Hause durch einen Angehörigen gibt es bis zu 901 Euro, für die Pflege zu Hause durch einen Pflegedienst bis zu 1995 Euro und für die Pflege im Heim bis zu 2005 Euro.
Je nach Art der Pflege wird das Geld entweder an den Pflegebedürftigen ausgezahlt oder direkt mit dem Dienstleister abgerechnet. Zusätzlich zum reinen Pflegegeld lassen sich weitere Leistungen beantragen, zum Beispiel für Aktionen von Wohlfahrtsverbänden. Außerdem gibt es Extrageld, wenn Sie mal krank werden und jemand anderes die Pflege übernehmen muss. Über die einzelnen Pflegearten und die möglichen Zusatzleistungen informieren wir Sie ab S. 17.

Ich fürchte, dass ich die Pflege nicht alleine schaffe. Wie kann ich mir Hilfe suchen?

Niemand sollte ganz allein für die Pflege eines Familienmitglieds zuständig sein. Warum regelmäßige Auszeiten und Hilfe von außen so wichtig sind, erklären wir Ihnen ab S. 81.Mittlerweile gibt es viele Unterstützungsangebote für den Alltag. Sehr unkompliziert und günstig arbeiten ehrenamtliche Helfer von Wohlfahrtsverbänden. Sie kommen etwa, um vorzulesen, zu spielen oder spazieren zu gehen. Auf diese Weise sorgen sie für Abwechslung und bescheren Ihnen etwas Zeit für sich. Näheres dazu ab S. 87. Ein Menü-Bringdienst spart viel Zeit. Mehr dazu ab S. 90. Auch eine Haushaltshilfe, die stundenweise vorbeikommt oder mit im Haushalt lebt, kann eine große Erleichterung sein. Was Sie bei der Anstellung bedenken müssen, lesen Sie ab S. 111.

Müssen wir Unterstützung wie eine Haushaltshilfe komplett selbst bezahlen?

Nein, denn die Pflegekassen stellen nicht nur Geld für die reine Pflege zur Verfügung. Es gibt auch Beträge für verschiedene Unterstützungsleistungen, dazu zählen etwa Pflegehilfsmittel, Haushaltshilfen oder manche Angebote der Wohlfahrtsverbände, beispielsweise Demenzgruppen.

Es gibt mindestens 125 Euro pro Monat, sobald ein Pflegegrad bewilligt ist. Allerdings müssen Sie für zusätzliche Leistungen auch einen eigenen Antrag stellen. Unter bestimmten Umständen lassen sich mehrere Leistungen miteinander kombinieren oder umwidmen, sodass Sie teure Dienste aus einem anderen Topf mitfinanzieren können. Wie das funktioniert und wofür es wie viel Geld gibt, erklären wir Ihnen ab S. 17 und ausführlich ab S. 120.

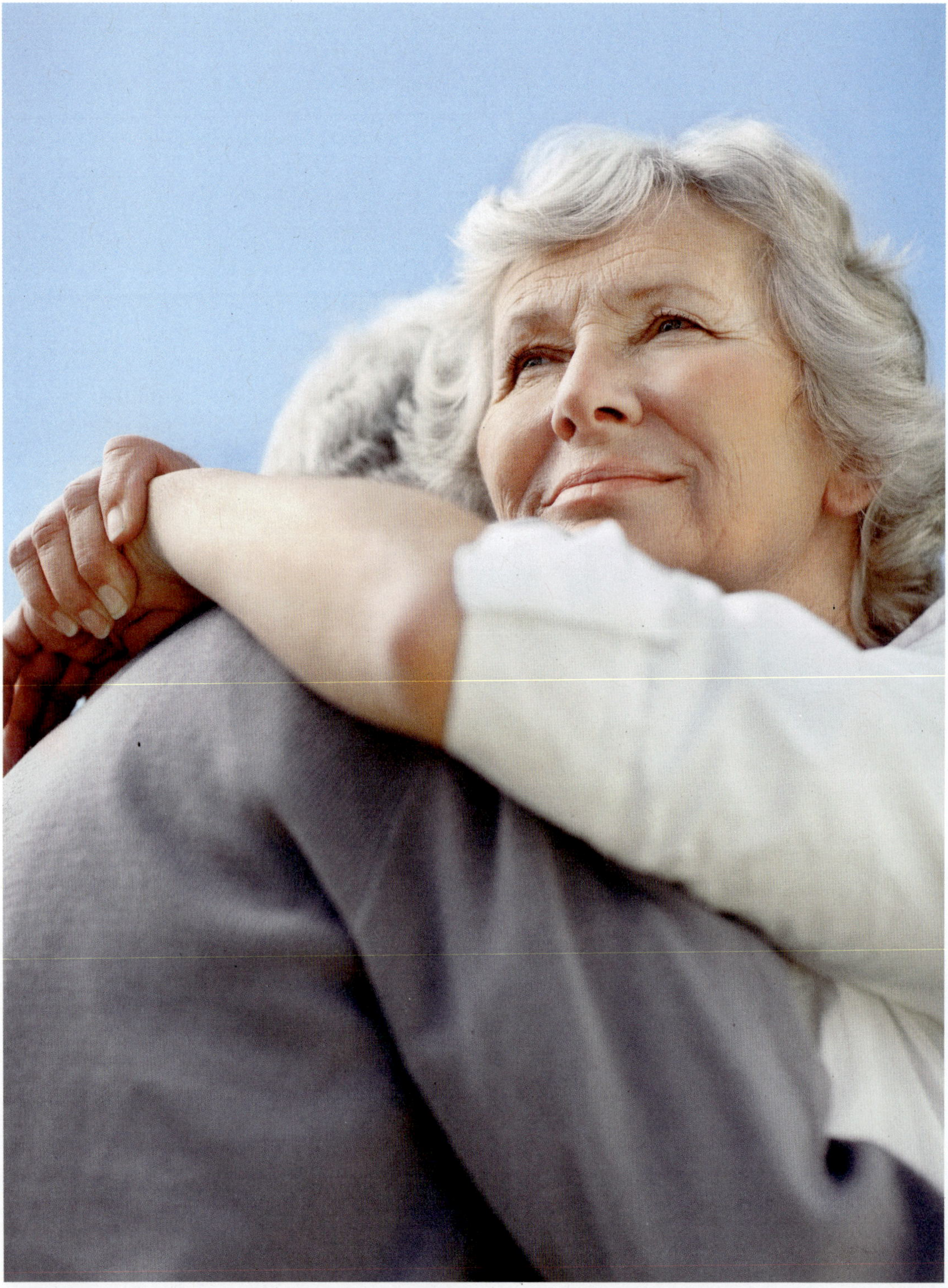

Kurzratgeber: Was jetzt zu regeln ist

Wenn Pflege nötig wird, gibt es in kurzer Zeit viel zu organisieren. Wo soll die Pflege stattfinden? Wer kümmert sich? Und woher gibt es Geld? Hier finden Sie kurz zusammengefasst die ersten Schritte, die jetzt wichtig sind.

Pflegebedürftigkeit tritt häufig akut auf. In manchen Fällen bringt ein Sturz, ein Herzinfarkt oder ein Schlaganfall einen Menschen von einem Tag auf den anderen ins Krankenhaus. Anschließend ist nichts mehr so wie vorher. In anderen Familien entwickelt sich die Pflegebedürftigkeit schleichend. Mutter oder Vater brauchen hier und da immer häufiger Hilfe, etwa beim Waschen und Bügeln, dann beim Einkaufen und Kochen, schließlich auch beim Anziehen und Essen. Auch in diesen Fällen wird den Angehörigen, die zuerst nur gelegentlich eingesprungen sind, meist von heute auf morgen klar: So kann es nicht mehr weitergehen. Wir brauchen professionelle Unterstützung.

In beiden Situationen tauchen plötzlich eine Menge Fragen auf. Denn die wenigsten Familien beschäftigen sich ohne Not mit Pflegegraden, Leistungen der Pflegekassen oder den Alternativen zum Pflegeheim. Auch von niedrigschwelligen Betreuungsangeboten, staatlichen Zuschüssen für Umbauten oder Pflegekursen für Angehörige haben viele noch nie etwas gehört.

In dieser angespannten Lage ist es zunächst wichtig, die kurzfristige Pflege sicherzustellen. Dafür gibt es mehrere Varianten. Um sich einen Überblick über die Möglichkeiten vor Ort zu verschaffen, ist eine individuelle Beratung sinnvoll. Darauf hat jeder einen gesetzlichen Anspruch.

Anschließend muss die langfristige Pflege koordiniert werden. Entscheidend sind dabei die Fragen, wo die Pflege überhaupt stattfinden soll und wer sie übernehmen kann und möchte. Da regelmäßige Pflege sehr teuer werden kann, ist es außerdem wichtig zu wissen, woher es finanzielle Unterstützung gibt.

Um für all das ausreichend Zeit zu haben, nehmen Sie sich am besten einige Tage frei. Alle Arbeitnehmer, Beamten, Soldaten und Richter haben sogar einen gesetzlichen Anspruch, sofort zehn Arbeitstage freizubekommen, um die akute Pflege für einen Angehörigen zu organisieren.

→ Pflegebedürftigkeit

Pflegebedürftigkeit liegt vor, wenn ein Mensch voraussichtlich für mehr als sechs Monate Hilfe im Alltagsleben braucht. Wenn jemand nach einem Unfall oder einer Krankheit lediglich für einige Wochen oder Monate auf Unterstützung angewiesen ist, besteht kein Anspruch auf Leistungen der Pflegekasse. Dann ist entweder die Krankenkasse oder die Unfallkasse zuständig.

Checkliste

Was Sie zuerst erledigen sollten

Vier Fragen sind für die Organisation des Pflegealltags besonders wichtig. Wer übernimmt die Pflege? Wo kann der Pflegebedürftige wohnen? Woher gibt es Geld? Und welche Unterstützungsangebote gibt es für den Alltag? Um darauf gute Antworten zu finden, sind folgende Schritte sinnvoll.

☐ **Familienrat einberufen.** Um die Pflege gut zu organisieren, müssen alle an einem Strang ziehen und die Pflege auf mehrere Schultern verteilen. Laden Sie daher alle Angehörigen sowie Freunde und Nachbarn, die ebenfalls helfen könnten, zu einem baldigen Treffen ein.

- ☐ **Arbeitszeit reduzieren.** Sprechen Sie sich mit Geschwistern, Partnern und berufstätigen Kindern ab und reichen Sie bei Ihren Chefs einen Antrag auf kurzzeitige Arbeitsverhinderung ein. Dann können Sie sich insgesamt zehn Arbeitstage freinehmen, um sich mit der Organisation der Pflege zu beschäftigen.
- ☐ **Pflegegrad beantragen.** Stellen Sie gemeinsam mit dem Pflegebedürftigen einen Antrag bei dessen Pflegekasse. Es dauert einige Wochen, bis der Gutachter kommt und der Pflegegrad feststeht. Wenn es aber so weit ist, gibt es alle Leistungen rückwirkend bis zur Antragstellung.
- ☐ **Familienrat abhalten.** Besprechen Sie gemeinsam, was zu tun ist, und versuchen Sie, eine gute und gerechte Lösung für alle Beteiligten zu finden. Bedenken Sie, dass nicht nur der Pflegebedürftige Unterstützung braucht, sondern auch die Pflegenden Hilfe annehmen sollten. Sowohl kostenpflichtige als auch ehrenamtliche Hilfsangebote können die Pflege für die Angehörigen erleichtern. Mehr dazu erklären wir Ihnen ab S. 81.
- ☐ **Beratung aufsuchen.** Lassen Sie sich nach Möglichkeit gemeinsam mit der pflegebedürftigen Person und allen wichtigen Helfern beraten. Kostenlose Beratungen bieten die Pflegestützpunkte der Länder, freie Berater und Wohlfahrtsverbände an. Auch der Sozialdienst im Krankenhaus hilft. Welche Beratungsstelle für Sie geeignet ist und wie Sie Angebote in Ihrer Nähe finden, lesen Sie im Kapitel „Beratung und Unterstützung" ab S. 67.
- ☐ **Vollmachten überprüfen.** Damit Sie als Angehörige Ihrem Partner, den Eltern oder Schwiegereltern Arbeit abnehmen und Entscheidungen für sie treffen dürfen, brauchen Sie eine entsprechende Vollmacht. Überprüfen Sie, ob und welche Vollmachten vorliegen, und setzen Sie nach Möglichkeit fehlende Unterlagen gemeinsam auf. Welche Varianten es gibt, erfahren Sie im Abschnitt „Die rechtliche Vorsorge prüfen" ab S. 22.

Zeit schaffen: Für einige Tage im Job aussetzen

Um die Organisation der Pflege eines Angehörigen zu erleichtern, gibt es einen gesetzlichen Anspruch auf eine Auszeit im Job. Geld bekommen Sie trotzdem.

In Deutschland erhalten mehr als 2,6 Millionen Menschen Leistungen aus der Pflegekasse und sind damit offiziell pflegebedürftig. Mehr als 70 Prozent von ihnen werden zu Hause versorgt. Um den Angehörigen die Umstände der Pflege etwas zu erleichtern, hat der Gesetzgeber in den vergangenen Jahren versucht, einiges zu verbessern. So gibt es mittlerweile mehr und besser geschultes Beratungspersonal. Die Unterstützungsangebote wurden ausgebaut, sodass Pflegebedürftige und Angehörige mehr Hilfen im Alltag nutzen können. Und Pflege und Beruf können nun etwas besser miteinander vereinbart werden. Vor allem für Frauen, die in den meisten Fällen die Pflege der Eltern, der Schwiegereltern oder des Partners übernehmen, bedeutet das eine gewisse Erleichterung.

Wer im Job etwas kürzertreten oder eine Zeit lang vollständig aussetzen möchte, um die weitere Pflege zu organisieren oder zu übernehmen, hat vier verschiedene Auszeit-Möglichkeiten. Einen gesetzlichen Anspruch darauf haben Arbeitnehmer, Beamte, Richter und Soldaten ab einer bestimmten Betriebsgröße. Zwischen zehn Tagen und zwei Jahren ist nahezu alles möglich. Während dieser Zeit besteht Kündigungsschutz und es gibt ein Rückkehrrecht auf einen vergleichbaren Arbeitsplatz. Außerdem gibt es je nach Auszeit-Variante entweder eine Lohnfortzahlung oder eine Ersatzleistung. Um die akute Versorgung eines pflegebedürftigen Angehörigen zu koordinieren, bietet sich zunächst die kürzeste Variante an: zehn freie Arbeitstage.

Bis zu zehn Arbeitstage Extrazeit

Die kürzeste Pflegezeit nennt sich „kurzzeitige Arbeitsverhinderung". Arbeitnehmer, Beamte, Richter und Soldaten können sie von heute auf morgen nutzen. Ein Anruf oder eine Mail an den Chef genügt, und Sie bekommen bis zu zehn Arbeitstage frei. Voraussetzung ist, dass Sie die Pflege für einen nahen Angehörigen in einer akuten Situation organisieren. Wenn Ihr Arbeitgeber es verlangt, müssen Sie außerdem eine ärztliche Bescheinigung einreichen, die die voraussichtliche Pflegebedürftigkeit Ihres Angehörigen bestätigt.

Für Beamte, Soldaten und Richter gelten unterschiedliche Regelungen in den einzelnen Bundesländern. Perspektivisch sollen für sie aber bundesweit die gleichen Bedingungen gelten wie für Arbeitnehmer.

In manchen Betrieben erhalten Sie während der kurzzeitigen Arbeitsverhinderung Ihr normales Gehalt weiter. Das ist der Fall, wenn es eine entsprechende Klausel in der Betriebsvereinbarung gibt. Ansonsten haben Sie einen Anspruch auf eine Lohnersatzleistung, das Pflegeunterstützungsgeld. Dies beträgt in der Regel 90 Prozent des ausgefallenen Nettogehalts. Um das Geld zu erhalten, müssen Sie am ersten Tag der kurzzeitigen Arbeitsverhinderung einen Antrag bei der Pflegekasse des Pflegebedürftigen stellen. Dafür ist ebenfalls eine ärztliche Bescheinigung nötig, die Sie aber meist nachreichen können.

Während der kurzzeitigen Arbeitsverhinderung genießen Sie vollen Kündigungsschutz. Kranken- und pflegeversichert sind Sie allerdings nur, wenn die Familienversicherung Ihres Ehepartners Sie in dieser Zeit absichert. Nichtverheiratete und Privatversicherte müssen sich für die Zwischenzeit freiwillig versichern. Bezahlt der Betrieb weiterhin Ihr normales Gehalt, bleiben Sie zu den üblichen Konditionen versichert.

Die Auszeit optimal nutzen

Wenn Sie die Pflege nicht alleine koordinieren, sondern sich beispielsweise mit Ihrem Partner, Ihren Geschwistern oder Kindern abstimmen wollen, können Sie die kurzzeitige Arbeitsverhinderung auch aufteilen. Allerdings sind die zehn Arbeitstage auf eine pflegebedürftige Person beschränkt. Wird also etwa Ihre Mutter pflegebedürftig und Sie wollen sich mit Ihrem Bruder abstimmen, kann beispielsweise jeder von Ihnen fünf Tage der kurzzeitigen Arbeitsverhinderung nutzen.

Eine längere Auszeit müssen Sie zwei bis acht Wochen im Voraus beantragen.

Können Sie bereits abschätzen, dass die zehn freien Arbeitstage nicht reichen werden? Oder wollen Sie in Zukunft regelmäßig einen Teil der Pflege übernehmen? Dann haben Sie unter bestimmten Voraussetzungen die Möglichkeit, bis zu zwei Jahre im Job kürzerzutreten oder ganz auszusetzen, ohne dass Ihr Arbeitgeber Ihnen kündigen darf. Eine längere Auszeit müssen Sie allerdings zwei bis acht Wochen im Voraus beantragen. Wie viel Geld Sie dann noch bekommen und welche Voraussetzungen Sie außerdem erfüllen müssen, lesen Sie ausführlich im Abschnitt „Im Job kürzertreten, um zu pflegen“ ab S. 57.

Pflegegeld erhalten: Den Antrag stellen

Damit die Pflegekasse etwas zahlt, muss der Pflegebedürftige einen anerkannten Pflegegrad haben. Das Geld kann für verschiedene Angebote genutzt werden.

Sobald sich abzeichnet, dass ein Mensch Hilfe benötigt, ist es sinnvoll, einen Pflegegrad zu beantragen. Dieser ist nicht nur Voraussetzung für die Versorgung in einem Heim – auch für die Pflege zu Hause bietet die Pflegekasse verschiedene Möglichkeiten der finanziellen Unterstützung an, wenn ein Pflegegrad vorliegt. Um ihn anerkannt zu bekommen, muss ein neutraler Gutachter den Grad der Pflegebedürftigkeit einschätzen. Seit dem 1. Januar 2017 gilt dafür ein neues Verfahren. Dadurch werden sowohl körperliche als auch geistige Einschränkungen, wie etwa Demenz, gleichermaßen berücksichtigt.

→ Wo sitzt die Pflegekasse?

Der Kontakt zur Pflegekasse läuft über die Krankenkasse des Pflegebedürftigen. Denn die Pflegekasse ist der Krankenkasse angegliedert. Bei Fragen zum Thema Pflege wenden sich gesetzlich Versicherte am besten an die Telefonnummer ihrer Krankenkasse und lassen sich dann an den richtigen Mitarbeiter verweisen. Privatversicherte haben in der Regel einen festen Ansprechpartner, der im Vertrag mit der privaten Pflegeversicherung genannt ist.

Pflegebedürftige, die Leistungen erhalten wollen, müssen zunächst einen formlosen Antrag auf Pflegeleistungen bei der eigenen gesetzlichen Pflegekasse oder privaten Pflegeversicherung stellen. Das kann auch ein Angehöriger übernehmen. Die sicherste und schnellste Methode ist eine Mail oder ein Fax. Fragen Sie am besten telefonisch bei der Pflegekasse nach, welche der beiden Möglichkeiten besser ist. Sie können den Pflegegrad meist auch mündlich beantragen. Bei Fax oder Mail haben Sie aber automatisch einen schriftlichen Nachweis über den Tag der Antragstellung. Das ist wichtig, weil die Pflegekasse rückwirkend ab dem Monat der Antragstellung zahlt, sobald ein Pflegegrad bewilligt ist. Sie sollten den formlosen Antrag daher schriftlich und so früh wie möglich stellen.

Checkliste

Schritt für Schritt zum Pflegegrad

- ☐ **Antrag.** Sobald sich Hilfebedürftigkeit abzeichnet, sollte der Betroffene einen Antrag auf einen Pflegegrad bei seiner Pflegekasse stellen. Das kann auch ein Angehöriger für ihn tun. Ein formloser schriftlicher Antrag mit Name, Anschrift und Datum genügt. Das Datum ist wichtig, weil die Kasse erst ab dem Monat der Antragstellung zahlt.
- ☐ **Formulare.** Die Pflegekasse schickt daraufhin ein Formular, das der Versicherte ausfüllen muss. Darin werden genauere Daten abgefragt (siehe Tabellen auf S. 18/19). Außerdem schickt die Kasse einen Antrag auf Rentenbeitragszahlungen für eine ehrenamtliche Pflegekraft. Wenn Sie sich um die Pflege kümmern wollen, sollten Sie ihn ausfüllen und zurückschicken. Auf diese Weise können Sie Rentenpunkte sammeln.
- ☐ **Prüfung.** Anschließend prüft die Pflegekasse, ob der Antragsteller einen Anspruch auf Leistungen hat, Die Prüfung dauert in der Regel nur wenige Tage.
- ☐ **Gutachter.** Nun kommt ein Gutachter zum Antragsteller nach Hause. Er prüft dessen Selbstständigkeit in Alltagssituationen und schlägt einen Pflegegrad vor. Zwischen Antragstellung und Einstufung dürfen maximal 25 Arbeitstage vergehen. In akuten Fällen, etwa wenn jemand eine Reha-Maßnahme macht, im Krankenhaus liegt oder palliativ versorgt wird, verkürzt sich die Frist auf zwei Wochen.
- ☐ **Bearbeitung.** Die Pflegekasse orientiert sich am Gutachten und legt den Pflegegrad fest oder lehnt ihn ab. Das geschieht in der Regel wenige Tage nach der Einstufung. Bis zum endgültigen Bescheid sollten Sie alle Rechnungen für Kosten, die durch die Pflege entstehen, aufbewahren, denn Sie können sie rückwirkend bis zum Tag der Antragstellung geltend machen.
- ☐ **Widerspruch.** Sollte die Pflegekasse keinen oder einen zu niedrigen Pflegegrad festlegen, können Sie binnen eines Monats Widerspruch einlegen. Mehr dazu ab S. 38.

Die Pflegekasse schickt anschließend ein offizielles Antragsformular per Post. Dieses muss der Pflegebedürftige ausfüllen und unterschreiben. Neben persönlichen Daten möchte die Versicherung wissen, welche Leistungen der Pflegebedürftige in Zukunft erhalten will (siehe Tabellen auf S. 18/19). Ist das noch nicht klar, können diese Details auch nachgereicht werden. Wünscht der Pflegebedürftige sich später mehr oder andere Unterstützung, lassen sich die Leistungen formlos umändern oder aufstocken. Beim Ausfüllen dürfen Angehörige grundsätzlich helfen, doch unterschreiben muss der Antragsteller selbst. Eine Ausnahme gilt, wenn Angehörige bevollmächtigt sind, die Kommunikation mit der Pflegeversicherung zu übernehmen (siehe Kasten „Nur mit Vollmacht").

Ist der Antrag bei der Pflegekasse eingegangen, überprüft sie, ob ein Anspruch auf Leistungen besteht. Das ist der Fall, wenn jemand voraussichtlich für mindestens sechs Monate auf Hilfe im Alltag angewiesen ist und in den vergangenen zehn Jahren mindestens zwei Jahre in die Pflegekasse eingezahlt hat oder familienversichert war.

Sind beide Voraussetzungen erfüllt, meldet sich bei gesetzlich Versicherten ein Gutachter vom Medizinischen Dienst der Krankenversicherung (MDK) und bei privat Versicherten ein Gutachter vom Dienst Medicproof. Dieser Gutachter ist ein Arzt oder eine Pflegekraft mit Zusatzqualifikation. Er wird dann den Versicherten besuchen und seine Fähigkeiten prüfen. Dabei geht es vor allem um die Frage, wie selbstständig jemand noch seinen Alltag verrichten kann. Der Gutachter prüft dies mithilfe von Fragen und Übungen. Aus bis zu 64 Einzelpunkten entsteht ein Gesamtergebnis, aus dem der Pflegegrad hervorgeht. Wie genau der Grad ermittelt wird, lesen Sie ab S. 34.

Gut zu wissen

Nur mit Vollmacht: Kann oder möchte ein Pflegebedürftiger sich nicht selbst um die Anträge bei der Pflegekasse kümmern, dürfen Angehörige diese Aufgabe nur mit einer Vollmacht übernehmen. Darin muss der Pflegebedürftige festlegen, welche Vertrauensperson ihn in welchen Angelegenheiten vertreten darf. Einen Kurzüberblick über die verschiedenen Vollmachten finden Sie ab S. 22.

Was zahlt die Pflegeversicherung?

Um die Pflege im Alltag zu finanzieren, gibt es Zuschüsse von der Pflegekasse. Je nach Situation lassen sich Gelder aus 14 verschiedenen Töpfen nutzen.

Damit die gesetzliche Pflegeversicherung etwas zahlt, muss zunächst ein Pflegegrad vorliegen. Anschließend kann der Pflegebedürftige oder ein bevollmächtigter Angehöriger die individuell passenden Leistungen beantragen. Welche das sind, hängt von der Situation ab.

Insgesamt gibt es vier Haupttöpfe und zehn Nebentöpfe, deren Gelder zum Teil miteinander kombiniert werden können. Wie viel Geld es gibt, ist abhängig von der Art der Pflege und vom Pflegegrad. Außerdem ist die Wohnform entscheidend. Professionelle Pfleger bekommen mehr Geld als Verwandte. Für einen hohen Pflegegrad zahlt die Kasse mehr als für einen niedrigen. Und in Wohngemeinschaften und für Behinderte gibt es Extrageld.

Grundsätzlich unterscheidet man zwischen ambulanter und stationärer Pflege. Ambulante Pflege findet beim Pflegebedürftigen zu Hause statt, stationäre Pflege nicht. Wo genau die Außer-Haus-Pflege stattfindet, ist der Pflegekasse zunächst einmal egal. Ob in einem klassischen Pflegeheim oder einer stationären Hausgemeinschaft, die Kasse zahlt immer den sogenannten Leistungsbetrag von bis zu 2005 Euro im Monat je nach Pflegegrad. Dieser wird in der Regel direkt mit dem jeweiligen Dienstleister verrechnet.

Bei der ambulanten Versorgung unterscheidet die Pflegekasse, ob jemand von Angehörigen oder einem Pflegedienst versorgt wird. Kommt ein Pflegedienst, gibt es eine sogenannte Sachleistung von monatlich bis zu 1995 Euro. Diese wird entweder direkt mit dem Pflegedienst verrechnet oder Sie müssen das Geld vorstrecken und bekommen es von der Pflegekasse wieder, sobald Sie die monatliche Rechnung eingereicht haben. Betreuen hingegen Verwandte, Freunde und Nachbarn die pflegebedürftige Person, bekommt sie das Geld direkt überwiesen. Die Pflegekasse zahlt monatlich bis zu 901 Euro an Geldleistungen aus. Wie viel der Pflegebedürftige welchem Helfer geben möchte, bleibt ihm überlassen.

Die ambulanten Pflegegelder lassen sich auch miteinander kombinieren, wenn zum Beispiel die Angehörigen den Hauptteil der Pflege übernehmen und nur zweimal pro

Woche ein Pflegedienst als Unterstützung kommt. In beiden Fällen zahlt die Kasse aber erst ab dem Pflegegrad 2.

Alle Pflegebedürftigen, die ambulant versorgt werden, können zusätzlich einen Entlastungsbetrag von 125 Euro erhalten, wenn sie niedrigschwellige Betreuungsangebote nutzen. Das können zum Beispiel Aktionsnachmittage bei Wohlfahrtsverbänden oder Besuchsdienste von Ehrenamtlichen sein. Welche Hilfsangebote es generell gibt, um Pflegebedürftigen mehr Abwechslung im Alltag zu ermöglichen und Angehörige gleichzeitig zu entlasten, lesen Sie ab S. 87.

Zusätzlich zu den vier Haupttöpfen gibt es noch weitere Gelder von der Pflegekasse. Besonders wichtig für rasche Unterstützung ist die Kurzzeitpflege. Sie kommt infrage, wenn jemand nach einem Unfall, einer akuten Krankheit oder im Anschluss an eine Reha-Maßnahme nur vorübergehend eine stationäre Betreuung braucht. Für bis zu acht Wochen im Jahr zahlen die Pflegekassen für die Kurzzeitpflege.

Eine weitere Option sind die Tages- und Nachtpflege. Dabei wird der Pflegebedürftige entweder tagsüber oder nachts in einer Pflege-Einrichtung betreut und verbringt

Regelmäßige Leistungen der Pflegeversicherung

Die vier „Haupttöpfe" der Pflegekassen. Viele Pflegebedürftige nehmen mindestens eine Leistung regelmäßig in Anspruch. Wie viel es gibt, hängt vom Pflegegrad ab.

Monatlicher Betrag in Euro für	Pflegegrad 1	Pflegegrad 2	Pflegegrad 3	Pflegegrad 4	Pflegegrad 5
Pflege zu Hause durch Angehörige = Geldleistung	0	316	545	728	901
Pflege zu Hause durch Pflegedienst = Sachleistung	*	689	1 298	1 612	1 995
Pflege in stationärer Einrichtung = Leistungsbetrag	*	770	1 262	1 775	2 005
Unterstützung im Alltag = Entlastungsbetrag	125	125	125	125	125

* Anspruch nur über Entlastungsbetrag

Zusätzliche Leistungen der Pflegeversicherung

Die „Nebentöpfe“ der Pflegekassen. Sie kommen nur in bestimmten Situationen infrage. Einige Beträge gelten pauschal für alle, andere sind vom Pflegegrad abhängig.

Monatlicher Betrag in Euro für	Pflegegrad 1	Pflegegrad 2	Pflegegrad 3	Pflegegrad 4	Pflegegrad 5
Pflegevertretung durch Angehörige (max. 6 Wochen/Jahr) = Ersatzpflege	0	474	817,50	1092	1351,50
Pflegevertretung durch Pflegedienst (max. 6 Wochen/Jahr) = Ersatzpflege	0	1612	1612	1612	1612
Kurzzeitpflege (max. 8 Wochen/Jahr)	*	1612	1612	1612	1612
teilstationäre Tages- und Nachtpflege	*	689	1298	1612	1995
zusätzliche Leistungen für Pflegebedürftige in ambulanten Wohngruppen	214	214	214	214	214
Einmalige Anschubfinanzierung zur Gründung von ambulanten Wohngruppen	2500	2500	2500	2500	2500
Hilfe für behinderte Menschen in stationären Einrichtungen	0	266	266	266	266
den Verbrauch bestimmter Hilfsmittel	40	40	40	40	40
technische Pflegehilfsmittel	leihweise kostenlos, ansonsten Übernahme von 90 Prozent der Kosten bei einem Eigenbetrag von maximal 25 Euro pro Hilfsmittel				
Einmalige Maßnahmen zur Verbesserung des Wohnumfelds	4000	4000	4000	4000	4000
die Umwandlung von Sachleistungen in den Entlastungsbetrag	0	275,60	519,20	644,80	798

* Anspruch nur über Entlastungsbetrag

den Rest der Zeit zu Hause. Eine Tagespflege für einige Tage pro Woche bringt Abwechslung für den Pflegebedürftigen und Entlastung für die Angehörigen. Die Nachtpflege kann vor allem für Demenzkranke sehr sinnvoll sein, da diese nachts oft unruhig sind. In entsprechenden Einrichtungen können sie spazieren gehen, ohne dass sie sich in Gefahr oder die Angehörigen um ihren Schlaf bringen. Tages- und Nachtpflege werden sowohl von Pflegeheimen als auch von anderen Pflegedienstleistern angeboten. Die Pflegekasse bezuschusst beides zusätzlich zu sonstigen ambulanten Leistungen.

Auch für eine Pflegevertretung, etwa wenn Sie als Angehöriger krank werden oder in den Urlaub fahren, gibt es Extrageld für bis zu sechs Wochen Auszeit im Jahr. Der Fachbegriff dafür ist Ersatz- oder Verhinderungspflege. Für jede Geld- oder Sachleistung, die Sie in Anspruch nehmen wollen, müssen Sie einen eigenen Antrag stellen.

Beratung nutzen

Zu Beginn einer Pflegesituation wissen die wenigsten, welche Hilfsangebote es gibt. Eine gute Beratung verschafft einen Überblick über die vielfältigen Möglichkeiten.

Um zu erfahren, welche Unterstützung zur Pflege es vor Ort gibt und ob diese von der Pflegekasse finanziert wird, sind die Pflegestützpunkte der Länder eine gute Anlaufstelle. Sie beraten kostenlos und individuell über Hilfsangebote in der Region und die Leistungen der Pflegekassen. Allerdings sind die Pflegestützpunkte nicht flächendeckend vertreten. Eine gute Alternative können die Beratungsstellen von Wohlfahrtsverbänden sein, also vom Deutschen Roten Kreuz (DRK), den Maltesern, den AWO-Vereinen, dem Paritätischen sowie der Caritas und der Diakonie. In vielen Regionen arbeiten außerdem freie Pflegeberater, die auf Wunsch auch nach Hause kommen.

Welche Beratungsstellen es in Ihrer Nähe gibt, erfahren Sie bei Ihrer Pflegekasse. Auf der Webseite des Zentrums für Qualität in der Pflege unter bdb.zqp.de können Sie sortiert nach Postleitzahl nach Beratungsangeboten suchen. Freie Berater finden Sie beim Bundesverband unabhängiger Pflegesachverständiger und Pflegeberater unter www.bvpp.org/anbieter.

Beratung in der Klinik

Nach einem Unfall oder einer Krankheit ist der Sozialdienst des Krankenhauses der richtige Ansprechpartner. Die Mitarbeiter sind gesetzlich verpflichtet, eine gute Entlassung zu organisieren. Dazu gehört auch eine adäquate Versorgung nach dem Klinikaufenthalt.

Fragen Sie aktiv nach einer Beratung zur Pflege, wenn sich eine Pflegebedürftigkeit ankündigt. Auch die Krankenkasse ist hierfür ein guter Ansprechpartner. Informieren Sie sich außerdem, ob eine Reha-Maßnahme finanziert wird. Das kann die Pflegebedürftigkeit manchmal abwenden oder zumindest etwas hinauszögern. Details zur speziellen geriatrischen Reha für ältere Menschen finden Sie ab S. 122.

Anspruch auf Pflegeberatung

Sie haben einen gesetzlichen Anspruch auf eine individuelle und kostenlose Pflegeberatung. Der Berater – egal ob von der Pflegekasse, im Pflegestützpunkt oder beim Wohlfahrtsverband – muss Sie neutral darüber informieren, welche Hilfsangebote es in der Umgebung gibt, auf welche Leistungen Sie einen Anspruch haben und wo Sie diese wie beantragen können.

Wenn Sie das wollen, erstellt der Berater außerdem mit Ihnen zusammen einen individuellen Versorgungsplan. Er informiert zunächst über die Hilfsangebote vor Ort und entwickelt dann gemeinsam mit dem Pflegebedürftigen und dessen Angehörigen einen Plan, welche Hilfen für die individuelle Versorgung genutzt werden sollen. Dabei berücksichtigt er nicht nur die Leistungen der Pflegekasse, sondern auch andere Angebote, wie etwa Präventions- und Reha-Maßnahmen, Unterstützungsleistungen von Wohlfahrtsverbänden und ehrenamtlichen Vereinen, Leistungen der Krankenkasse oder sonstige medizinische, pflegerische und soziale Hilfen.

In vielen Regionen gibt es außerdem sogenannte Pflegebegleiter. Sie helfen den Angehörigen bei der Organisation der Pflege. Die Ehrenamtlichen haben in der Regel eine spezielle Fortbildung absolviert und können nicht nur über Hilfsdienste vor Ort und die Leistungen der Pflegekassen informieren, sondern auch Tipps für den praktischen Pflegealltag geben. Pflegebegleiter stehen den Angehörigen auch nach längerer Zeit der Pflege noch als Ansprechpartner zur Verfügung, organisieren Auszeiten für die pflegenden Angehörigen oder vermitteln bei Bedarf Gruppenangebote, bei denen man sich mit anderen Pflegenden austauschen kann.

▶ **Nach Pflegebegleitern** in Ihrer Umgebung können Sie im Internet suchen: Auf der Seite **www.pflegebegleiter.de** unter dem Reiter „Standorte" geben Sie einfach Ihre Postleitzahl ein. Weitere Informationen zu Beratungs- und Unterstützungsangeboten lesen Sie im Kapitel „Beratung und Unterstützung" ab S. 67.

Die rechtliche Vorsorge prüfen

Spätestens wenn jemand pflegebedürftig wird, sollten die wichtigsten Verfügungen vorliegen. Ist das nicht der Fall, kann die Familie nichts entscheiden.

Wenn ein Pflegebedürftiger nicht mehr die nötige Hilfe für sich organisieren kann, brauchen die Angehörigen eine offizielle Erlaubnis, um das zu übernehmen. Liegen die entsprechenden Verfügungen nicht vor, schaltet sich das Betreuungsgericht ein, sobald es davon erfährt. Dieses bestimmt dann unter Umständen einen fremden rechtlichen Betreuer, der die weiteren Angelegenheiten des Pflegebedürftigen regelt, wenn dieser es selbst nicht mehr kann.

Dieser Fakt sollte auch denjenigen bewusst sein, die ihr Schicksal nicht in fremde Hände legen wollen und daher keine Vollmachten ausgestellt haben. Falls sie „einwilligungsunfähig“ sind, wird über ihren Kopf hinweg entschieden. Wer aber vorher eine Vollmacht ausstellt, hat immerhin ein Mitspracherecht, wer Entscheidungen für ihn treffen soll, wenn er es selbst nicht mehr kann – und wer dies nicht soll.

Damit die eigenen Wünsche und Vorstellungen bedacht werden, sollten Sie als Pflegebedürftiger daher dafür sorgen, dass alle nötigen Vollmachten vorliegen, bevor Sie eventuell nicht mehr in der Lage sind, diese auszufüllen. Kann sich der Pflegebedürftige nicht mehr selbst darum kümmern, ist es wichtig, dass die Angehörigen die Initiative ergreifen. Spätestens zu Beginn einer Pflegebedürftigkeit sollten Sie im Familienrat über die wichtigsten Dokumente sprechen und diese, falls sie noch nicht vorliegen, gemeinsam aufsetzen.

Die Vorsorgevollmacht

In der Vorsorgevollmacht bevollmächtigt der Verfasser einen oder mehrere vertrauenswürdige Menschen, alle finanziellen, rechtlichen und persönlichen Angelegenheiten zu regeln, wenn er selbst dazu nicht mehr in der Lage ist oder es nicht möchte. Man kann auch Einzelvollmachten für verschiedene Lebensbereiche ausstellen, etwa für Vermögensverwaltung, medizinische Fragen und Wohnungsangelegenheiten. Außerdem ist es möglich, bestimmte Vorstellungen zu formulieren.

Bevollmächtigt werden in der Regel die Kinder oder der Partner. Es können aber auch Patenkinder oder enge Freunde sein. Wichtig ist, dass der Verfasser den bevollmächtigten Personen vertraut. Außerdem müssen die Dokumente bei voller Geschäftsfähigkeit ausgefüllt und unterschrieben werden. Damit es daran im Nachhinein

Gut zu wissen

Die wichtigsten Vollmachten Schritt für Schritt erstellen: In diesem Ratgeber können wir nur einen kurzen Überblick über die verschiedenen Vollmachten bieten. Wer sich genauer informieren möchte, findet alle nötigen Details im Vorsorge-Set der Stiftung Warentest. Es enthält auch Musterformulare mit Schritt-für-Schritt-Anleitungen sowie Tipps zur Aufbewahrung. Sie bekommen das Vorsorge-Set im Onlineshop unter www.test.de und im örtlichen Buchhandel.

keine Zweifel gibt, ist ein ärztliches Attest sinnvoll. Bei einem großen Vermögen sollten die Dokumente außerdem notariell beglaubigt werden.

Die Vorsorgevollmacht ist die umfassendste Vollmacht, die man ausstellen kann. Sowohl eine General- als auch Einzelvollmachten haben den großen Vorteil, dass Angehörige auch dann Angelegenheiten für den Verfasser regeln können, wenn dieser theoretisch noch in der Lage wäre, sich aber nicht mehr darum kümmern möchte. So können Kinder mit einer entsprechenden Vollmacht zum Beispiel für ihre Eltern die Kommunikation mit der Pflegekasse übernehmen oder die Bankgeschäfte erledigen. Erwachsene Kinder können das oft viel schneller online erledigen, als wenn die betagten Eltern jedes Mal zur Bank laufen oder einen Brief an die Kasse schicken müssen. Daher kann eine Vorsorgevollmacht auch für Menschen ohne Pflegegrad schon eine große Erleichterung sein. Der Vollmachtgeber kann die Vollmacht jederzeit widerrufen, solange er geschäftsfähig ist.

Die Betreuungsverfügung

Eine Betreuungsverfügung ist gewissermaßen eine abgespeckte Vorsorgevollmacht. Es handelt sich nicht, wie oft fälschlicherweise angenommen, um eine Entmündigung. Vielmehr legt der Verfasser darin fest, welche Person oder Personen vom Betreuungsgericht als Betreuer eingesetzt werden sollen, falls er selbst keine Entscheidungen mehr treffen kann. Das ist beispielsweise der Fall, wenn eine Demenz so weit fortgeschritten ist, dass er seine Wünsche nicht mehr klar äußern kann. Für diese Fälle kann in der Betreuungsverfügung festgelegt werden, wie der Verfasser gerne betreut werden möchte, zum Beispiel welche Kriterien ein Pflegeheim haben sollte, wenn er dorthin umzieht. Besonders wichtig ist für manche, dass auch einzelne Personen als zukünftige Betreuer ausgeschlossen werden können.

Im Gegensatz zur Vorsorgevollmacht wird die Betreuungsverfügung erst gültig, wenn ein Richter festgelegt hat, dass es tatsächlich einen Betreuungsbedarf gibt. Dafür sind ein medizinisches und ein soziales Gutachten nötig. Außerdem wird der Verfasser in einer persönlichen Anhörung im Gericht oder zu Hause zu verschiedenen Punkten befragt. Erst danach trifft das Betreuungsgericht eine Entscheidung.

Ein weiterer wichtiger Unterschied zwischen Vorsorgevollmacht und Betreuungsverfügung: Anders als ein Bevollmächtigter steht ein Betreuer unter der Kontrolle des Gerichts. Er muss einmal im Jahr einen Überblick darüber geben, wie es um den Betreuten steht. Dabei prüft das Gericht zum Beispiel Kontoauszüge, Rechnungen und Vermögensübersichten.

Die Patientenverfügung

In der Patientenverfügung legt der Verfasser persönliche Wünsche zu Behandlungen und zur Pflege fest. Sie wird gültig, wenn eine medizinische Entscheidung getroffen werden muss, aber der Verfasser sich nicht äußern kann, etwa weil er im Koma liegt oder demenzkrank ist. Die Wünsche in der Patientenverfügung sind bindend für Ärzte und Betreuer . Daher ist es wichtig, dass der eigene Wille klar formuliert wird.

→ Der mutmaßliche Wille

Wenn es keine Patientenverfügung gibt oder sie auf die akute Situation nicht passt, ist der mutmaßliche Wille des Patienten maßgeblich. Der behandelnde Arzt muss dann mit den Angehörigen gemeinsam versuchen, dessen mutmaßlichen Willen zu ergründen. Entscheidend dafür ist, was der Patient früher gesagt oder aufgeschrieben hat. Nicht nur konkrete Behandlungswünsche, sondern auch ethische und religiöse Vorstellungen sowie persönliche Ängste müssen berücksichtigt werden.

Um Situationen abzudecken, die in der Verfügung nicht erwähnt werden, ist es sinnvoll, eigene Vorstellungen und Überzeugungen in einem Extradokument aufzuschreiben. Daraus können Ärzte, Bevollmächtigte und gegebenenfalls Betreuer dann den mutmaßlichen Willen des Verfassers herauslesen. Verzichten Sie dabei auf Formulierungen wie „Ich möchte nie künstlich beatmet werden". Denn bei einer vorübergehenden Sauerstoffnot nach einem Herzinfarkt dürfte der Arzt Sie dann nicht beatmen, auch wenn Sie nach Luft ringen und diese Situation vermutlich nicht gemeint haben. Besser ist eine genaue Beschreibung, welche Behandlung in welcher Situation gewünscht wird. Alternativ können Sie konkrete Handlungen in den Vordergrund stellen, etwa das Stillen von Hunger und Durst und die Linderung von Schmerzen und Angst.

Eine Ausnahme gilt grundsätzlich, wenn Sie sich noch klar äußern können. Dann haben Ihre aktuellen mündlichen Wünsche immer Vorrang vor einer schriftlichen Verfügung.

Zu Hause oder nicht? Das Leben neu organisieren

Soll die Pflege zu Hause stattfinden? Und können die Angehörigen die nötige Hilfe leisten? Folgende Kriterien helfen bei der Entscheidung.

Die schwierigste Entscheidung ist für viele Familien, wo die Pflege langfristig stattfinden soll. Die meisten Menschen möchten im gewohnten Umfeld bleiben, auch wenn sie pflegende Unterstützung brauchen. Ob das möglich und sinnvoll ist, hängt von zahlreichen Faktoren ab.

Ist der Wohnort geeignet?

Die erste Frage, die sich häufig stellt, lautet: Ist die Wohnung oder das Haus geeignet, um darin als Pflegebedürftiger wohnen zu bleiben? Das Stichwort lautet hier „Barrierefreiheit". Kann ein Mensch trotz Einschränkungen so viel wie möglich alleine machen? Kann er alleine vom Bett und vom Sofa aufstehen, auf die Toilette gehen und duschen, kommt er in alle Räume und an alle wichtigen Sachen?

Ebenso wichtig ist die Wohnumgebung. Gibt es ausreichend Ärzte, Pfleger und weitere Unterstützungsmöglichkeiten, um den Alltag zu gestalten? Hier sind nicht nur offizielle Anlaufstellen wichtig, sondern auch Freunde und Nachbarn, die bei Bedarf mal einkaufen gehen, kochen oder im Garten helfen können. Auch das soziale Leben sollte nicht vernachlässigt werden. Hat der Pflegebedürftige einen Partner? Kommt dieser mit der Situation klar? Ist sonst noch jemand da, mit dem er einfach mal reden oder – wenn gewünscht – spielen, basteln oder singen kann?

→ Ausziehen oder bleiben?

Zusätzlich zu subjektiven Wünschen kann es auch objektiv sehr sinnvoll sein, zu Hause wohnen zu bleiben. Gerade ältere Menschen finden oft nachts ohne Brille noch den Weg zur Toilette oder greifen zielsicher nach dem richtigen Messer in der Schublade, weil sie Wege und Anordnungen seit Jahren kennen. Wenn Ihr Angehöriger also nicht ausziehen möchte und es genügend Menschen gibt, die die Pflege zu Hause organisieren können, sollten Sie prüfen, ob sich die Wohnung oder das Haus mit kleinen Änderungen so anpassen lässt, dass die Pflege zu Hause möglich ist.

DIE DREI SCHLIMMSTEN BARRIEREN

1 Fehlende Handgriffe. Stürze in den eigenen vier Wänden und daraus folgende Krankheiten lassen sich häufig durch Handgriffe an den kritischen Stellen vermeiden. Fragen Sie beim Pflegestützpunkt, Pflegeberater oder Wohlfahrtsverband nach, wo es in Ihrer Nähe solide Handgriffe zu kaufen gibt, und bringen Sie diese im Flur, im Bad und im Schlafzimmer an.

2 Gemütliche alte Funzeln. Schlechtes Licht von alten Glühbirnen oder Energiesparlampen sorgt dafür, dass Stolperfallen nicht gesehen werden. Tauschen Sie alte Glühlampen daher gegen neue LED-Leuchten aus. Dadurch sparen Sie nebenbei auch noch Strom.

3 Stolperkanten. Teppichläufer sind gemütlich, aber gefährlich. Damit Sie nicht alles, was gemütlich ist, entsorgen müssen, kleben Sie am besten alle Läufer an den Seiten mit doppelseitigem Klebeband fest. So bleiben auch ältere Menschen, die etwas schlurfen, nicht mit dem Fuß hängen.

In der Regel lässt sich schon durch kleine Veränderungen in der Wohnung oder im Haus viel bewirken. Eine große Schwierigkeit stellt häufig die Sturzgefahr dar. Schauen Sie sich dazu die häufigsten Stolperfallen im Kasten links auf dieser Seite an.

Ein weiteres Problem ist in der Regel das Aufstehen beziehungsweise das längere Stehen. Auch hier gibt es schnelle Lösungen. Sofa, Lieblingssessel und Bett können mit kleinen Holzfüßen aufgebockt werden. Beim Bett können außerdem ein dickerer Lattenrost und eine neue Matratze Wunder bewirken. Und in der Dusche kann ein einfacher Kunststoffhocker dafür sorgen, dass ein Pflegebedürftiger sich beispielsweise auch mit halbseitiger Lähmung im Sitzen noch selbst waschen kann. Ausführlichere Änderungen für jeden Raum haben wir Ihnen ab S. 76 zusammengestellt.

▶ **Wohnberater kommen auf** Anfrage zu Pflegebedürftigen nach Hause und empfehlen Maßnahmen zur Barrierereduzierung, die zur Wohnung oder zum Haus passen. Die Beratung ist meist kostenlos. Allerdings ist die Wohnberatung nicht flächendeckend vertreten. Ob und wo es Wohnberater in Ihrer Nähe gibt, erfahren Sie bei der zuständigen Stelle Ihres Bundeslandes, zu finden unter **www.wohnungsanpassung-bag.de** im Bereich „Beratungsangebote". Einen guten allgemeinen Überblick über kleinere Anpassungen und größere Umbauten bietet der Verein „Barrierefrei Leben" unter **www.online-wohn-beratung.de**.

Wer kann sich kümmern?

Die zweite Frage, die sich in der Regel stellt, ist: Wer kann die Pflege übernehmen? Häufig sind Ehefrauen, Töchter oder Schwiegertöchter diejenigen, die sich aufopfernd um ihre pflegebedürftigen Verwandten kümmern. Doch nicht immer ist das die beste Lösung. Denn wenn jemand die Pflege aus den falschen Gründen übernimmt, kann das sowohl der pflegenden als auch der pflegebedürftigen Person sehr schaden. Das ist beispielsweise der Fall, wenn die Ehefrau ihren Mann pflegt, weil es gesellschaftlich so erwartet wird. Oder wenn die Schwiegertochter die Mutter ihres Mannes pflegt, weil er sagt, dass sie das viel besser kann. Oder wenn die Tochter ihren Vater pflegt, um endlich die Anerkennung zu bekommen, die er ihr im bisherigen Leben so oft verweigert hat.

Übernimmt ein Angehöriger die Pflege aus solchen oder ähnlichen Motiven, kann die Situation für beide Seiten sehr belastend sein. Der physische und psychische Druck überfordert sie meist nach einer Weile. Die Pflegeperson wird dann häufig selbst krank oder sogar aus Verzweiflung gewalttätig.

Um eine solche Entwicklung zu vermeiden, ist es wichtig, dass zu Beginn einer Pflegesituation alle Beteiligten zusammenkommen und offen nach Lösungen suchen. Dabei ist zum einen entscheidend, wie viel und welche Hilfe der Pflegebedürftige braucht und welche Unterstützung er von wem annehmen möchte. Fragen können sein: Wie erlebt er die derzeitige Situation? Was kann er sich vorstellen? Zum anderen muss geklärt werden, wer im Umfeld was übernehmen kann.

Um die nötigen Aufgaben sinnvoll zu verteilen, bietet sich ein Familienrat an, zu dem alle ohne Ausnahme persönlich erscheinen sollten. Dann können sich auch die weiter entfernt Wohnenden einen Überblick über die aktuelle Situation verschaffen und alle können in Ruhe besprechen, was zu tun ist. Dabei geht es zunächst um die kurzfristige Organisation, etwa wer die Kommunikation mit der Pflegekasse regelt, wer einen ambulanten Pflegedienst organisiert oder wer sich um sonstige Hilfsangebote kümmert. Anschließend müssen auch langfristige Alltagsaufgaben verteilt werden, also wer die finanziellen Belange, den Haushalt, die Körperpflege oder die Begleitung zum Arzt übernimmt. Konkrete Vorschläge, was Sie im Familienrat besprechen sollten, lesen Sie ab S. 68.

Wer abschätzen kann, dass die Pflege eine bereits schwierige Beziehung noch verschärfen würde, oder in den ersten Wochen der Pflege feststellt, dass die Situation emotional zu belastend ist, sollte nicht zögern, Hilfe von außen anzunehmen. Auch erwachsene Kinder, die eigentlich gerne für ihre Eltern da sein wollen, aber merken, dass die Pflege ihrem Lebensentwurf komplett entgegensteht, sollten sich eher früher als später Hilfe suchen. Das kann sowohl ein klärendes Gespräch beim Psychotherapeuten sein als auch die tageweise Unterstützung durch einen Pflegedienst oder ehrenamtliche Helfer. Auch der Austausch mit anderen Pflegenden kann sehr gut tun. Mehr dazu lesen Sie ab S. 81.

Für viele Familien ist letztendlich eine Mischung aus Pflege innerhalb der Familie mit Hilfe von außen die beste Variante. Es kann aber auch am sinnvollsten sein, die Pflege ganz in fremde Hände zu legen, um schwelende Konflikte nicht eskalieren zu lassen oder weil es zeit- und kräftemäßig nicht (mehr) anders geht. Welche Variante für Sie die beste ist, sollten Sie gemeinsam im Familienrat entscheiden und die Entscheidung nach einigen Wochen noch einmal überprüfen.

Wer hilft bei der Pflege zu Hause?

Wenn Sie sich für die Pflege zu Hause entscheiden, kann es sinnvoll sein, einen Pflegedienst ins Boot zu holen. Entweder kommt dann eine Pflegekraft an einem oder mehreren Tagen pro Woche zum Pflegebedürftigen nach Hause und versorgt ihn dort, oder er besucht für einige Tage oder Nächte pro Woche eine stationäre Pflege-Einrichtung. Bei beiden Varianten übernimmt der Pflegedienst beziehungsweise die stationäre Einrichtung je nach Wunsch einen Teil oder die komplette Pflege. Eine weitere Unterstützungsmöglichkeit für die Pflege daheim sind osteuropäische Hilfs- und Betreuungskräfte, sofern sie legal angestellt sind. Alle Varianten haben Vor- und Nachteile:

- **Der ambulante Pflegedienst** ist besonders hilfreich, wenn jemand nicht mehr alleine das Haus verlassen kann und sich zu Hause sehr wohl fühlt. Außerdem ist diese Variante sinnvoll, wenn medizinische Hilfen nötig sind, etwa regelmäßig der Blutdruck kontrolliert oder Verbände gewechselt werden müssen. Wie Sie einen guten Pflegedienst finden, haben wir Ihnen in der Checkliste auf S. 102 zusammengestellt.
- **Die Tagespflege** eignet sich vor allem für ältere Menschen, die gerne Zeit mit anderen verbringen. Sie bleiben den Vor- oder Nachmittag oder den ganzen Tag in einer Pflege-Einrichtung, können dort essen und wahlweise an Aktionen teilnehmen. Damit die Pflegebedürftigen sicher hin und zurück kommen, können sie den Fahrdienst der Einrichtung nutzen. Gleiches gilt für die Nachtpflege, die sich vor allem für unruhige Schläfer empfiehlt.
- **Zusätzlich zu reinen Pflegeleistungen** bieten manche Pflegedienste auch Unterstützung im Alltag an. Diese finden Sie in Broschüren oder im Internet unter den Stichworten „niedrigschwellige Betreuungsleistungen" oder „ehrenamtliche Hilfsdienste". Darunter versteht man zum Beispiel Fahrdienste und Begleitungen zum Arzt oder ins Theater, aber auch Singkreise, Vorleserunden oder Spielenachmittage. Je nach Angebot und Nachfrage kommen die

Helfer nach Hause oder die Gruppenteilnehmer treffen sich in einem Raum des Pflegedienstes. Manche Aktionen werden speziell für Demenzkranke angeboten, andere stehen allen offen.

- **Osteuropäische Hilfs- und Betreuungskräfte** sind ebenfalls eine beliebte Unterstützung für die Pflege daheim. Diese dürfen keine medizinische Pflege übernehmen, wie etwa Spritzen setzen oder Medikamente verabreichen. Aber sie können Grundpflege leisten, wie Waschen und Anziehen, und bei Alltagsaufgaben helfen, wie etwa beim Einkaufen, Putzen oder Wäschewaschen. Eine solche Hilfskraft können Sie sich entweder über eine Firma vermitteln lassen oder selbst anstellen. Weitere Informationen und rechtliche Details lesen Sie ab S. 111.

Für viele Hilfsdienste braucht man keinen Pflegegrad. Die Angebote sind vielmehr dazu gedacht, auch alleinstehenden Älteren und Kranken eine Teilhabe am gesellschaftlichen Leben zu ermöglichen. Vor allem Pflegedienste, die von Wohlfahrtsverbänden betrieben werden, haben entsprechende Hilfsangebote im Repertoire.

Im Gegensatz zur Pflege kosten die niedrigschwelligen Betreuungsleistungen nur wenig bis gar nichts. Meist führen geschulte Ehrenamtler die Aktionen durch und erhalten dafür lediglich ein kleines Taschengeld. Wer einen Pflegegrad hat, kann die Hilfe aber von der Pflegekasse mitfinanzieren lassen. Für solche Unterstützungsleistungen stehen jedem Pflegebedürftigen unabhängig vom Grad pro Monat 125 Euro zur Verfügung.

Welche Wohnformen mit Pflege gibt es?

Wenn die Pflege zu Hause nicht möglich oder sinnvoll ist, erscheint vielen das Pflegeheim als einzige Alternative. Es kann auch eine gute Wahl sein, wenn Pflegebedürftiger und Angehörige gemeinsam eine gute Einrichtung finden. Ob ein Pflegeheim passend ist und worauf Sie bei der Wahl achten sollten, lesen Sie in der Checkliste auf S. 138.

Doch es gibt mittlerweile weitere Optionen. In den vergangenen Jahren haben sich vor allem zwei Formen zu einer guten Alternative zum Pflegeheim entwickelt: zum einen die stationäre Hausgemeinschaft mit etwa acht bis zwölf Personen pro Haus, zum anderen die Pflege-Wohngemeinschaft mit etwa drei bis acht Personen pro Haus. Beide Varianten bieten mehr Flexibilität als der meist starre Alltag im Pflegeheim. Gleichzeitig müssen sich aber die Angehörigen mehr einbringen, um diesen flexibleren Alltag mitzugestalten. Ob eine solche Wohnform infrage kommt, hängt daher sowohl vom zukünftigen Bewohner als auch von den Angehörigen ab.

Rechtliche Details und Tipps, wie Sie eine passende Pflege-WG oder Hausgemeinschaft finden,haben wir Ihnen ab S. 142 zusammengestellt.

Wenn Pflege nötig wird

Sobald klar wird, dass Pflege nötig ist, steht eine ganze Reihe von Entscheidungen an. Die Übersicht zeigt, welche Schritte jetzt wichtig sind.

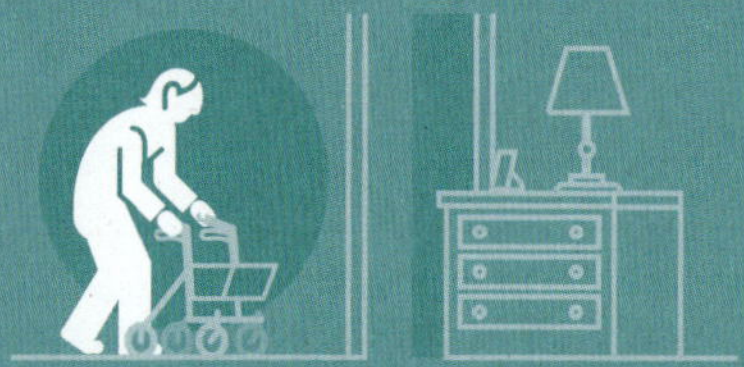

Der Zustand verschlechtert sich allmählich zu Hause

siehe S. 9

evtl. Arbeitszeit verkürzen

Bis zu zehn Tage frei von heute auf morgen

siehe S. 57

Familienrat abhalten

siehe S. 68

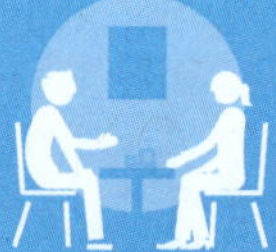

Beratung nutzen

siehe S. 20

Antrag auf Pflegegrad stellen

siehe S. 14

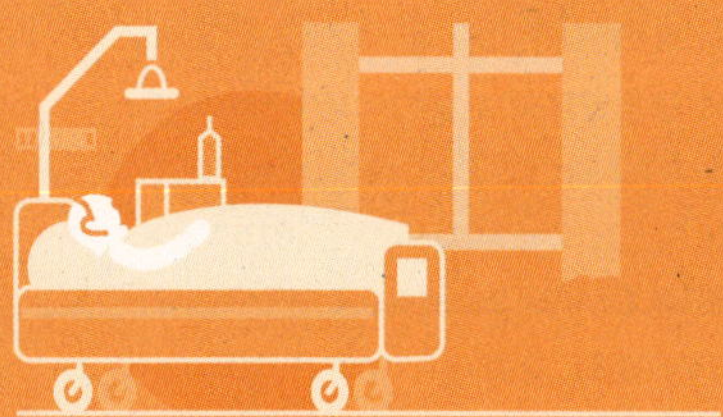

Angehöriger ist im Krankenhaus

siehe S. 9

Sozialdienst im Krankenhaus berät und hilft bei der Antragstellung

siehe S. 21

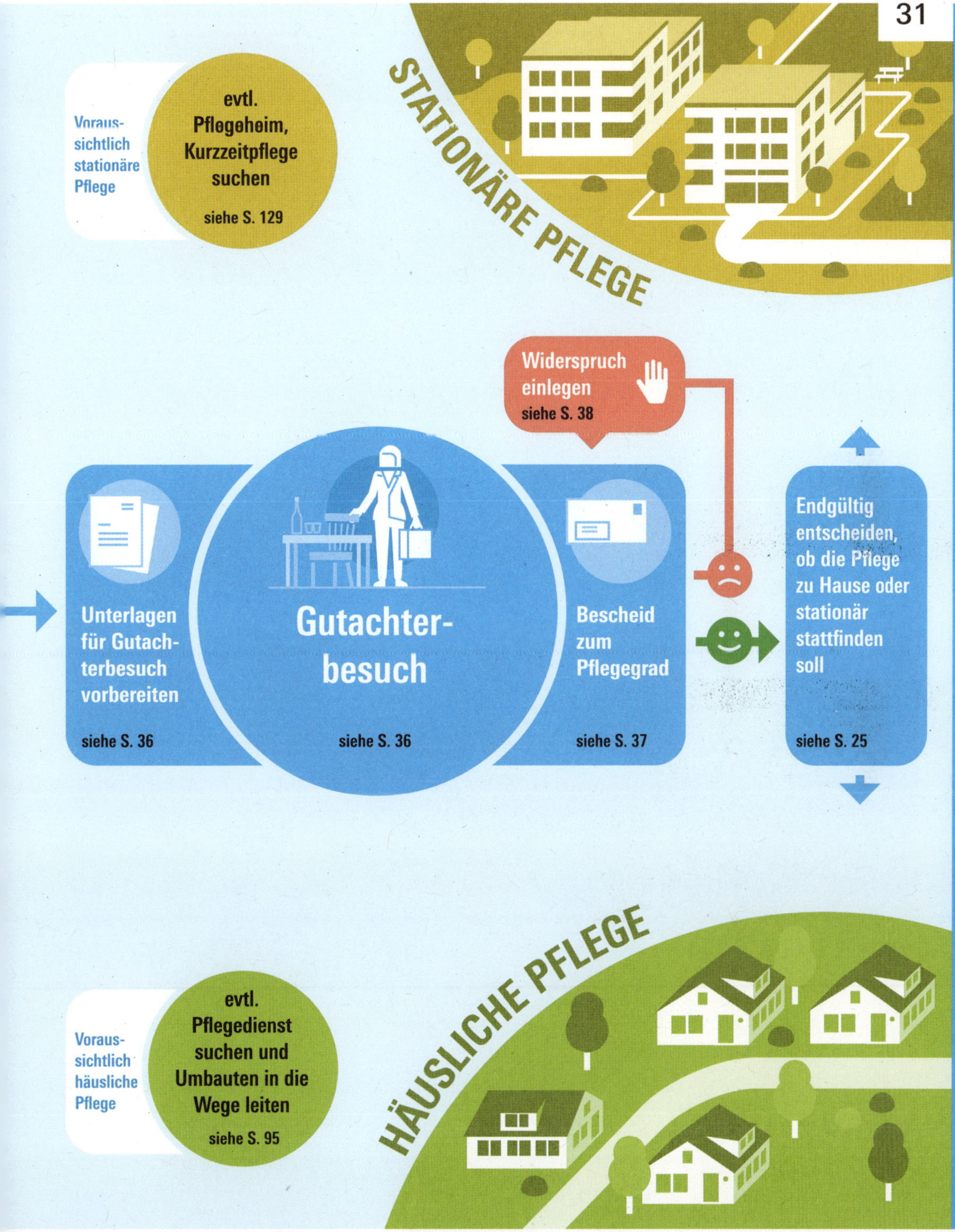
STATIONÄRE PFLEGE
Voraus-
sichtlich
stationäre
Pflege
evtl.
Pflegeheim,
Kurzzeitpflege
suchen
siehe S. 129
Widerspruch
einlegen
siehe S. 38
Unterlagen
für Gutach-
terbesuch
vorbereiten
siehe S. 36
Gutachter-
besuch
siehe S. 36
Bescheid
zum
Pflegegrad
siehe S. 37
Endgültig
entscheiden,
ob die Pflege
zu Hause oder
stationär
stattfinden
soll
siehe S. 25
HÄUSLICHE PFLEGE
Voraus-
sichtlich
häusliche
Pflege
evtl.
Pflegedienst
suchen und
Umbauten in die
Wege leiten
siehe S. 95

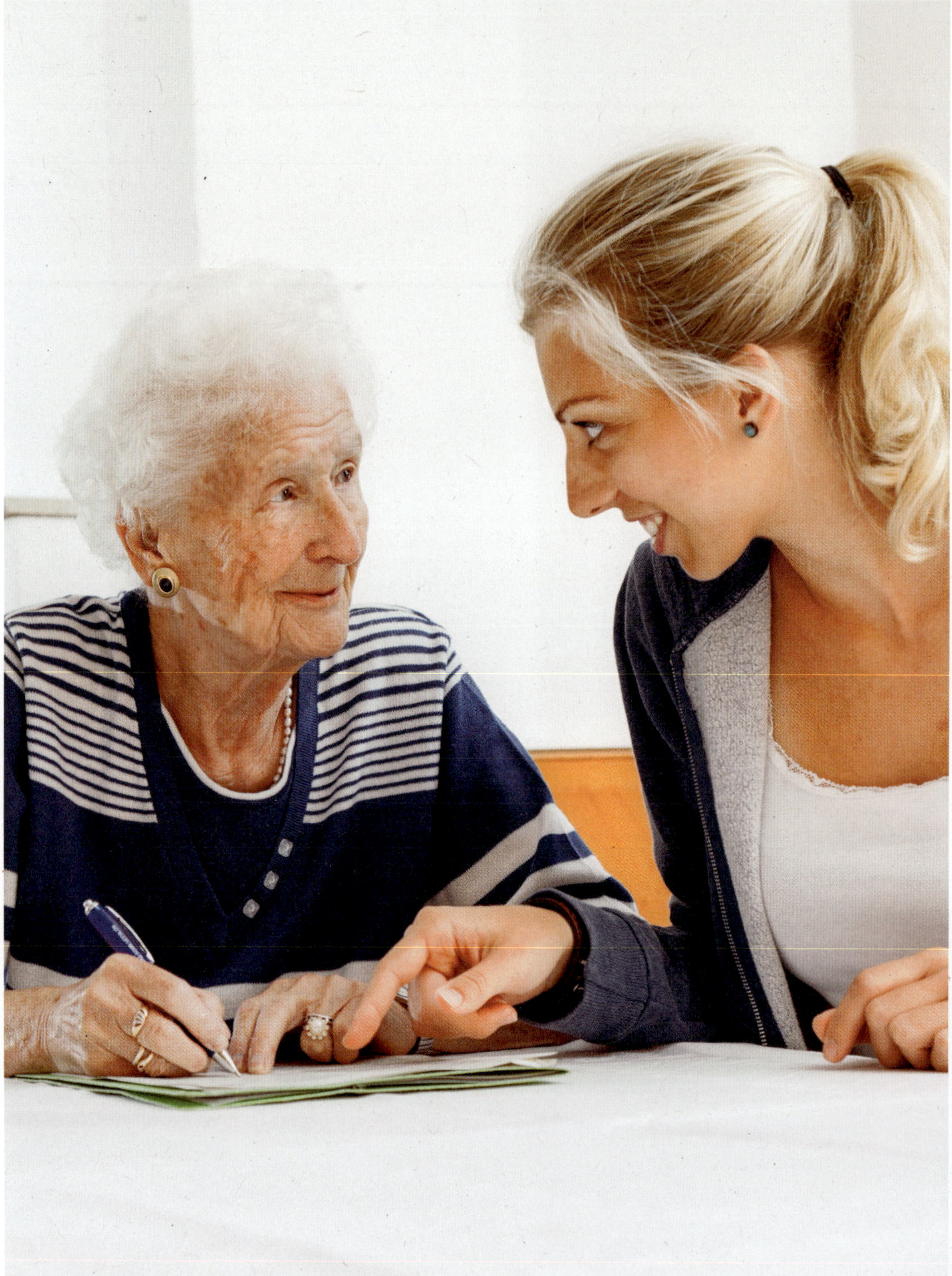

Finanzielle Hilfen

Pflege und Betreuung kosten viel Geld. Bei der Finanzierung helfen die soziale Pflegepflichtversicherung sowie unter Umständen private Zusatzversicherungen und der Staat. Voraussetzung ist, dass ein medizinischer Gutachter einen Pflegegrad festlegt.

Mit zunehmendem Alter steigt das Risiko, pflegebedürftig zu werden. In der Altersgruppe der über 90-Jährigen liegt es aktuell bei 64,4 Prozent. Deshalb muss hierzulande jeder eine gesetzliche oder private Pflegeversicherung haben.

Wie bei der Krankenversicherung zahlt jeder Erwachsene in die soziale Pflegeversicherung ein: entweder in die gesetzliche Kasse oder in die Pflegepflichtversicherung bei seiner privaten Krankenversicherung. Bei gesetzlich Versicherten ist die Pflegekasse grundsätzlich bei der Krankenkasse angesiedelt. Sie hat allerdings eigene Zuständigkeiten. Privatversicherte müssen einen separaten Vertrag für die soziale Pflegeversicherung abschließen.

Wer später pflegebedürftig wird, kann jeden Monat bestimmte Leistungen erhalten, um die Hilfe im Alltag mitzufinanzieren. Allerdings müssen zwei Voraussetzungen erfüllt sein, damit es Leistungen von der sozialen Pflegeversicherung gibt:

1. Der Versicherte hat in den vergangenen zehn Jahren mindestens zwei Jahre in die Pflegeversicherung eingezahlt oder war familienversichert.
2. Der Versicherte lässt sich von einem anerkannten Gutachter besuchen und einen offiziellen Pflegegrad zuweisen.

Wenn der Pflegegrad einmal ermittelt ist, steht es jedem frei zu entscheiden, welche Leistungen der sozialen Pflegeversicherung er beantragen will. Genau wie bei der Krankenkasse sorgt dieses solidarische Prinzip dafür, dass niemand ganz alleine die Kosten stemmen muss, die etwa eine Krankheit oder ein Unfall verursacht.

→ Wann besteht Pflegebedürftigkeit?

Nach deutschem Recht ist ein Mensch pflegebedürftig, wenn er voraussichtlich für mindestens sechs Monate auf Hilfe im Alltag angewiesen sein wird. Ob die Gründe dafür körperlich, psychisch, kognitiv oder gesundheitlich sind, ist unerheblich. Auch die Ursache, also ob ein Unfall, eine Krankheit, eine Behinderung oder eine schleichende Verschlechterung der Alltagskompetenzen schuld an der aktuellen Lage ist, spielt keine Rolle. Entscheidend ist lediglich, dass dauerhafte Einschränkungen in einer gewissen Schwere bestehen.

Den Pflegegrad ermitteln

Um Leistungen von der Pflegekasse zu bekommen, muss ein offizieller Pflegegrad vorliegen. Diesen bestimmt ein Gutachter nach einem festgelegten Verfahren.

Seit Januar 2017 gilt in Deutschland ein neues Beurteilungssystem, um einzuschätzen, wie viel Pflege ein Mensch benötigt und wie hoch dementsprechend die Zuschüsse der Pflegeversicherung sind. Es wurde von Pflegewissenschaftlern, Ärzten, Pflegern, Versicherern und Interessenvertretern der Verbraucher gemeinsam entwickelt und soll wissenschaftlich korrekt sowie gut in der Praxis umsetzbar sein. Mit der Begutachtung soll erfasst werden,

- wie viel Hilfe ein Mensch bei welchen Alltagstätigkeiten braucht,
- welche Fähigkeiten durch Reha-Maßnahmen wieder verbessert werden können,
- welche Fähigkeiten durch Präventivmaßnahmen möglichst lange erhalten werden können,
- welche Hilfsmittel eingesetzt werden können, um bestimmte Tätigkeiten trotz Schwierigkeiten (wieder) ohne Unterstützung zu erledigen.

Hat ein Versicherter einen Antrag auf einen Pflegegrad bei seiner Pflegekasse gestellt (siehe „Pflegegeld erhalten: Den Antrag stellen", S. 14), kommt ein speziell geschulter Gutachter zu ihm nach Hause. Mithilfe von Fragen und Übungen schätzt er die Selbstständigkeit des Antragstellers in sechs Lebensbereichen, den sogenannten Modulen, ein und ordnet den Fähigkeiten eine bestimmte Punktzahl zu. Alterstypische Erkrankungen wie Demenz, Diabetes oder Herzprobleme werden dabei genauso berücksichtigt wie allgemeine körperliche Einschränkungen und soziale Fähigkeiten. Die Einzelpunkte pro Modul werden addiert und nach einer bestimmten Formel umgerechnet. Zusammengefasst ergeben die Punkte einen Pflegegrad zwischen 1 und 5. Sein Ergebnis schickt der Gutachter anschließend an die Pflegeversicherung.

In diesem Gutachterschreiben an die Pflegekasse sind bereits Anträge auf Leistungen enthalten, beispielsweise auf Pflegegeld oder Sachleistungen, Reha- oder präventive Maßnahmen. Die Pflegeversicherung bestätigt in aller Regel binnen weniger Tage den Pflegegrad. Anschließend erhält der Pflegebedürftige sofort die genehmigten Leistungen. Wenn sich der Zustand oder die Lebenssituation ändert, können weitere oder andere Leistungen beantragt werden.

Zwischen Antrag und Gutachterbesuch dürfen laut Gesetz nur maximal fünf Wochen vergehen. Da das Verfahren aber zu Beginn des Jahres 2017 stark geändert wurde

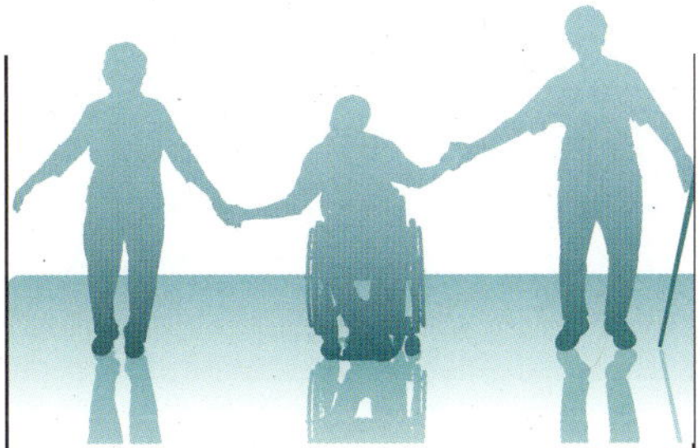

HÄTTEN SIE'S GEWUSST?

Im Jahr 2015 betrugen die Ausgaben der sozialen Pflegeversicherung insgesamt fast 27 Milliarden Euro.

1 Million neue Anträge zur Anerkennung der Pflegebedürftigkeit wurden im Jahr 2015 gestellt, davon wurden rund 73 Prozent bewilligt.

Von der sozialen Pflegepflichtversicherung werden rund 1,9 Millionen Menschen ambulant und knapp 800 000 stationär unterstützt.

Im Jahr 2050 werden laut aktuellen Schätzungen mehr als 4,3 Millionen Menschen Pflege benötigen.

Quellen: Bundesministerium für Gesundheit, Geschäftsstatistik der Pflegekassen 2015

und alle Beteiligten sich zunächst in das neue System einfinden müssen, ist diese Frist bis Ende 2017 ausgesetzt. Eine Ausnahme gilt in akuten Fällen: Wenn jemand im Krankenhaus liegt, weil er beispielsweise plötzlich krank wurde oder einen Unfall erlitten hat und daraufhin pflegebedürftig wird, muss eine Entscheidung binnen einer Woche fallen. Der Gutachterbesuch kann schon in der Klinik stattfinden. Häufig entscheidet die Kasse aber nach Aktenlage und schickt den Gutachter erst später, wenn der Patient wieder zu Hause ist. Eine Schlechterstellung muss dadurch niemand fürchten – sie ist gesetzlich untersagt.

Der Gutachterbesuch

Zu gesetzlich Versicherten kommt ein Gutachter des Medizinischen Dienstes der Krankenkassen (MDK) und zu privat Versicherten ein Mitarbeiter der Firma Medicproof. Der Gutachter muss ein Arzt oder Pfleger mit einer Zusatzqualifikation für die Beurteilung der Pflegebedürftigkeit sein. Mehr als 3 500 Gutachter haben im Jahr 2016 das neue Begutachtungsverfahren erlernt.

Der Gutachter wird den Versicherten in sechs wichtigen Lebensbereichen mit insgesamt 64 Einzelpunkten befragen beziehungsweise untersuchen. Diese sogenannten Module sind:

1. Mobilität
2. Kognitive und kommunikative Fähigkeiten
3. Verhaltensweisen und psychische Probleme
4. Selbstversorgung
5. Bewältigung von und selbstständiger Umgang mit krankheits- oder therapiebedingten Anforderungen und Belastungen
6. Gestaltung des Alltagslebens und sozialer Kontakte

Der Gutachter bittet den Versicherten zum Beispiel, Treppen zu steigen, sich hinzusetzen und aufzustehen. Er unterhält sich mit allen Anwesenden und vermerkt, wie gut

Bevor der Gutachter kommt, schreiben Sie detailliert auf, was noch gut klappt und wo Hilfe nötig ist. Halten Sie relevante Belege bereit, etwa von medizinischen Behandlungen, Reha-Maßnahmen und Pflege, die in den letzten Monaten nötig waren. Schreiben Sie auch einen aktuellen Medikamentenplan. All das hilft dem Gutachter. Eine Checkliste des Medizinischen Dienstes der Krankenkassen finden Sie auf www.pflegebegutachtung.de unter „Versicherte" und „Checkliste für den MDK-Besuch".

der Pflegebedürftige der Unterhaltung folgen und was er sich merken kann. Es ist wichtig, ob und wie viel Hilfe ein Mensch beim Essen und Trinken, beim Waschen und dem Gang zur Toilette braucht. Auch krankheitstypische Verhaltensweisen und Probleme werden abgefragt. Dazu gehört etwa, ob ein Pflegebedürftiger sich selbst oder andere häufig körperlich schädigt oder anschreit. Wenn ein Patient regelmäßig Medikamente einnehmen oder spritzen muss, stellt sich die Frage, ob er das alleine kann und daran denkt. Zu guter Letzt fließt auch in das Gutachten ein, ob ein Mensch seinen Alltag selbst gestalten und Kontakte halten kann.

Abhängig davon, wie gut ein Mensch bestimmte Dinge noch kann, wird den jeweiligen Fähigkeiten ein Punktwert zugeordnet. Im Modul 4, Selbstversorgung, fragt der Gutachter beispielsweise danach, wie ein Mensch sein Essen zu sich nimmt:

- Isst er selbstständig?
- Überwiegend selbstständig, also mit wenig Hilfe?
- Überwiegend unselbstständig, mit viel Hilfe und wenig eigenem Zutun?
- Unselbstständig und nur mit Hilfe?

Klappt das Essen ohne Hilfe, gibt es keinen Punkt. Geht es nur noch mit Unterstützung, gibt es die Höchstpunktzahl.

Es ist hilfreich, wenn mindestens ein Angehöriger ebenfalls beim Gutachterbesuch vor Ort ist. Zum einen können Angehörige oder Freunde bei der Beantwortung einzelner Fragen helfen, zum anderen ist es für den Pflegebedürftigen oft angenehmer, wenn noch jemand dabei ist.

Während des Gutachterbesuchs sollten weder die betroffene Person noch Angehörige oder Freunde versuchen, einzelne Punkte besser darzustellen, als sie im Alltag tatsächlich sind – auch wenn es vielleicht unangenehm ist zuzugeben, wann und wie viel Hilfe nötig ist. Es geht ja gerade darum, dass der Gutachter den tatsächlichen Hilfebedarf ermitteln kann, damit Sie die entsprechenden Gelder dafür erhalten. Mit gespielter Selbstständigkeit schaden Sie sich selbst.

Der Gutachter berät auch

Der Gutachter soll gleichzeitig beraten. Wenn er feststellt, dass der Antragsteller durch eine Reha, eine präventive Maßnahme oder mit bestimmten Hilfsmitteln seinen Alltag deutlich besser erledigen könnte, sollte er das vorschlagen. Wenn gewünscht, wird dieser Vorschlag im Gutachten festgehalten und gilt somit direkt als Antrag bei der Pflege- beziehungsweise Krankenkasse. Falls der Gutachter nichts dergleichen erwähnt, fragen Sie aktiv nach. Denn in der Regel werden die Anträge des Gutachters relativ unkompliziert bewilligt, ohne dass Sie zusätzlichen Aufwand betreiben müssen.

Von den Punkten zum Pflegegrad

Aus den Bewertungen errechnet der Gutachter am Ende den Pflegegrad. Dafür werden zunächst die Punkte in jedem Modul

Die Punktzahl bestimmt den Pflegegrad

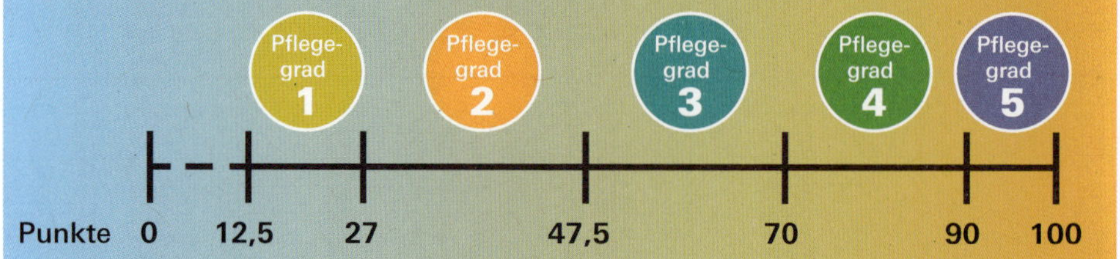

Wer weniger als 12,5 Punkte bekommt, erhält keinen Pflegegrad. 40 Punkte entsprechen z. B. Pflegegrad 2.

zusammengezählt. Dann werden die einzelnen Module prozentual gewichtet. Von den addierten Punktwerten fließt also nur eine bestimmte Prozentzahl in die Gesamtbewertung ein. Die Selbstversorgung wird als besonders wichtig eingeschätzt und deshalb mit 40 Prozent bewertet. Darauf folgen krankheits- und therapiebedingte Belastungen mit 20 Prozent. Die anderen Module fließen mit 10 bis 15 Prozent ein (siehe Grafik auf S. 39).

Aus den gewichteten und gerundeten Punkten entsteht ein Gesamtwert zwischen 0 und 100. Dieser legt den Pflegegrad fest. Ab 12,5 Punkten sind die Voraussetzungen für einen Pflegegrad erfüllt (siehe Skala oben). Erst dann gibt es Geld.

Pflegegrad 1 bedeutet, dass jemand noch relativ selbstständig leben kann und nur in einzelnen Bereichen regelmäßig Hilfe braucht. Daher gibt es nur Basisleistungen. Ab Pflegegrad 2 stehen Ihnen sämtliche Leistungen der sozialen Pflegeversicherung zu. Welche Sie davon in Anspruch nehmen wollen, entscheiden Sie selbst (siehe Tabelle „Zusätzliche Leistungen ...“ auf S. 19). Bis zum Pflegegrad 5 steigen dann lediglich die Maximalbeträge, die Sie als Zuschuss erhalten können, da Pflege und Betreuung immer aufwendiger werden.

Zusammen mit dem Bescheid der Pflegekasse erhält der Antragsteller automatisch eine Kopie des Gutachtens. So können Sie überprüfen, ob die Bewertung in Ihren Augen realistisch ist. Auch sämtliche Anträge auf Leistungen und Hilfsmittel sind vermerkt. Sollte sich der Zustand der pflegebedürftigen Person im Laufe der Zeit verschlechtern, können Sie den Gutachter erneut bestellen, um die Einstufung in einen höheren Pflegegrad zu erreichen.

Widerspruch und Klage

Nicht immer läuft bei der Einstufung alles glatt. Manchmal bekommen Menschen keinen Pflegegrad, obwohl sie regelmäßig Hilfe im Alltag brauchen. Oder Angehörige haben den Eindruck, dass der Gutachter zu niedrige Werte bei einigen Unterpunkten einträgt und der Pflegebedürftige deshalb den nächsthöheren Pflegegrad knapp verfehlt. Wenn Sie mit der Einstufung nicht einverstanden sind, können Sie Widerspruch einlegen. Oft hat dieser Erfolg.

Damit der Widerspruch akzeptiert wird, müssen Sie ihn schriftlich bei der Pflegekasse des Pflegebedürftigen einreichen. Der beste Weg dafür ist ein Einschreiben mit Rückschein. Dieses muss spätestens einen Monat, nachdem der Bescheid von der Pfle-

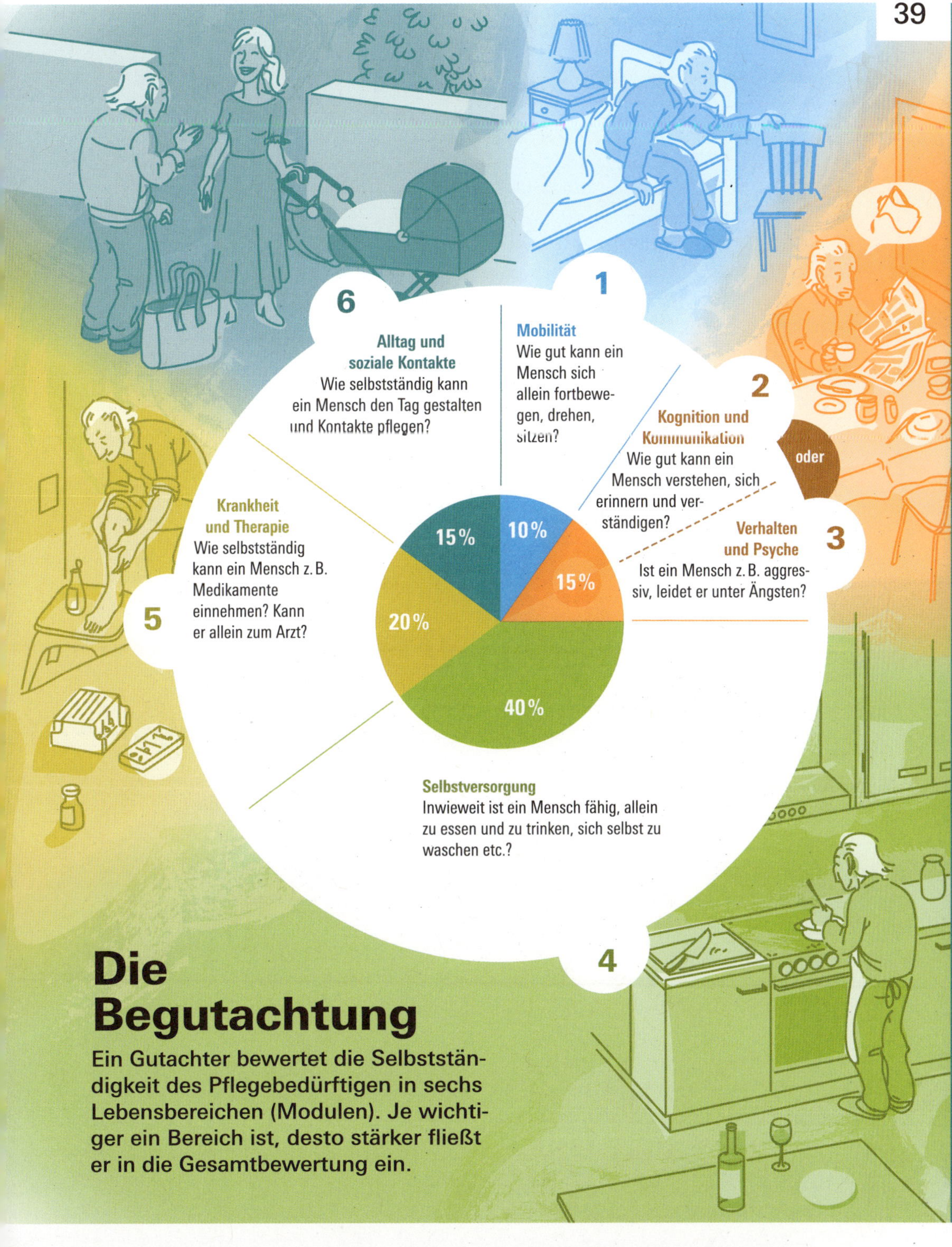

Die Begutachtung

Ein Gutachter bewertet die Selbstständigkeit des Pflegebedürftigen in sechs Lebensbereichen (Modulen). Je wichtiger ein Bereich ist, desto stärker fließt er in die Gesamtbewertung ein.

gekasse kam, dort eingehen. Diese Frist gilt, wenn der Bescheid Informationen darüber enthält, wann, wo und in welcher Form der Widerspruch eingelegt werden muss. Fehlt dieser Hinweis, verlängert sich die Widerspruchsfrist auf ein Jahr.

Reicht die Zeit bis zum Fristablauf nicht, um Ihre Gründe zu formulieren oder ein Attest vom Arzt zu organisieren, können Sie den Widerspruch zunächst ohne Begründung einreichen. Im Schreiben sollten Sie darauf hinweisen, dass Sie Gründe nachreichen werden. So bleiben Sie in der Frist und haben dann genug Zeit für die Organisation.

Damit der Widerspruch wirksam wird, muss dieser in jedem Fall enthalten:

- Name, Adresse und Krankenversicherungsnummer des Antragstellers
- Widerspruch gegen den aktuell festgelegten Pflegegrad beziehungsweise die Ablehnung eines Pflegegrads
- gegebenenfalls den Hinweis, dass die Begründung für den Widerspruch nachgereicht wird
- Unterschrift des Pflegebedürftigen bzw. eines bevollmächtigten Vertreters

Gut zu wissen

Ein festgelegtes Widerspruchsverfahren gibt es nur für gesetzlich Versicherte. Gegen die Entscheidung einer privaten Pflegeversicherung können Sie keinen Widerspruch einlegen. Falls Sie mit der Einstufung nicht einverstanden sind, können Sie aber versuchen, die Versicherung schriftlich umzustimmen, und um eine zweite Begutachtung bitten. Oft ist das möglich. Haben Sie keinen Erfolg, bleibt nur der Gang vor das Sozialgericht. Um die Chancen auf Erfolg abzuwägen, sollten Sie sich vorher beraten lassen, etwa durch einen Anwalt der Verbraucherzentrale oder einen selbstständigen Fachanwalt für Sozialrecht. Auch Sozialverbände wie der vdk und der SoVD helfen weiter. Für Mitglieder übernehmen sie meist sogar die Anwalts- und Prozesskosten.

Im Gutachten des MDK wird meist deutlich, warum die Kasse einen Pflegegrad ablehnt oder den Versicherten niedriger einstuft als erhofft. Gehen Sie im Widerspruch darauf ein, welche Bewertungen aus welchen Gründen falsch sind. Wenn möglich, belegen Sie diese Aussagen mit einem oder mehreren Attesten vom Hausarzt. Falls bereits regelmäßig ein Pflegedienst kommt, bitten Sie eine der Pflegekräfte darum, Ihnen bei der Formulierung zu helfen, denn sie können den Pflegebedarf besonders gut einschätzen. Alternativ können Sie ein medizinisches Gutachten in Auftrag geben. Das müssen Sie allerdings zunächst aus eigener Tasche bezahlen. Ist der Widerspruch erfolgreich, bekommen Sie die Kosten dafür von der Pflegekasse erstattet.

Nach spätestens drei Monaten muss die Pflegekasse auf den Widerspruch reagieren. Tut sie das nicht, können Sie kostenlos eine Untätigkeitsklage beim Sozialgericht einreichen, die in aller Regel erfolgreich ist. Meist reagiert die Kasse aber binnen weniger Wochen. Sie kann entweder nach Aktenlage zu einer anderen Entscheidung kommen oder einen zweiten Gutachter schicken. Grundsätzlich darf es sich dabei nicht wieder um denselben Gutachter handeln, der beim ersten Besuch gekommen ist. Der Versicherte muss dann erneut alle Fragen beantworten beziehungsweise seine Fähigkeiten zeigen, wie es im Begutachtungsverfahren vorgegeben ist. Mithilfe dieses zweiten Gutachtens fällt die Kasse dann eine neue Entscheidung.

→ Sorgfältig vorbereiten

Wenn es zu einer Zweitbeurteilung kommt, bereiten Sie sich sorgfältig vor und zeigen Sie dem Gutachter, warum Sie bestimmte Unterpunkte anders beurteilen als das erste Gutachten. Ein Attest oder die Schilderungen einer Pflegekraft können helfen. Auch genaue Notizen darüber, wann wie viel Hilfe benötigt wird, können Wunder bewirken. Achten Sie darauf, dass sich der Gutachter ein realistisches Bild machen kann und Probleme nicht beschönigt werden.

Wenn Sie mit der neuen Einstufung zufrieden sind, brauchen Sie diese lediglich zu akzeptieren und erhalten anschließend die beantragten Leistungen. Kommt das zweite Gutachten oder die Prüfung nach Aktenlage zu keinem anderen Ergebnis, wird der Fall an einen Widerspruchsausschuss weitergeleitet. Dieser prüft dann die Entscheidung. Die Mitglieder setzen sich aus Kassenvertretern und Gewerkschaftlern oder Patientenvertretern zusammen.

Wenn der Ausschuss die Einschätzung der Kasse bestätigt, haben Sie die Möglichkeit, binnen eines Monats Klage beim zuständigen Sozialgericht einzureichen. Die Klage und mögliche Gerichtsgutachten sind für den Kläger kostenfrei. Lediglich ein Anwalt muss zunächst aus eigener Tasche bezahlt werden. Hat die Klage Erfolg, werden die Kosten rückwirkend von der Pflegekasse übernommen.

▶ **Manche Verbraucherzentralen, Sozialverbände** wie vdk und SoVD, Gewerkschaften, Patientenbegleiter und -berater helfen auf Nachfrage, den Widerspruch zu formulieren. Auch die Unabhängige Patientenberatung ist ein guter Ansprechpartner. Deren Mitarbeiter beraten und unterstützen Sie kostenlos bei medizinischen Streitigkeiten. Sie erreichen die Berater telefonisch unter der Gratis-Hotline **0800 0117722**. Auch eine Onlineberatung oder ein Gespräch vor Ort ist möglich. Weitere Informationen dazu finden Sie unter **www.patientenberatung.de**.

Welche Leistungen bietet die soziale Pflegeversicherung?

Liegt ein Pflegegrad vor, können Sie selbst entscheiden, welche Leistungen Sie von der Pflegeversicherung erhalten wollen.

Die gesetzliche Pflegekasse hat verschiedene Töpfe, um die Pflege durch Angehörige, durch einen Pflegedienst oder in Pflege-Einrichtungen mitzufinanzieren. Sobald ein Pflegegrad vorliegt, können Sie die passenden Leistungen beantragen. Viele lassen sich miteinander kombinieren, solange bestimmte Höchstgrenzen nicht überschritten werden. Wie viel Geld es gibt, hängt vom Pflegegrad ab. Je höher er ist, desto höher fallen die Leistungen in den einzelnen Kategorien aus.

Ob ein Pflegebedürftiger das Geld erhält oder es direkt mit einem Dienst verrechnet wird, hängt bei gesetzlich Versicherten von der Situation ab. Pflegen Angehörige, Freunde oder Nachbarn einen Versicherten zu Hause, bekommt dieser ein Pflegegeld ausgezahlt. Die Leistungen von professionellen Diensten werden in der Regel direkt zwischen dem Dienst und der gesetzlichen Pflegekasse abgerechnet. Hier müssen Sie also nicht in Vorleistung treten. Nur die Verpflegung und Unterbringung in einer Pflege-Einrichtung müssen alle Versicherten aus eigener Tasche bezahlen. Denn die Pflegekasse kommt grundsätzlich nur für die Pflege und unmittelbar damit verbundene Kosten auf. Außerdem ist die Finanzierung in Abhängigkeit vom Pflegegrad gedeckelt.

Für privat Versicherte gelten ähnliche Regeln wie bei der Krankenkasse. Sie müssen alle Pflegeleistungen, die sie nutzen, zunächst aus eigener Tasche bezahlen. Das können beispielsweise ein ambulanter Pflegedienst oder die Nutzung einer Pflege-Einrichtung sein. Erst wenn sie die Rechnungen für die einzelnen Dienste bezahlt haben, können sie diese bei der privaten Pflegeversicherung beziehungsweise der Beihilfe einreichen und bekommen die Kosten (teilweise) erstattet. Die Höhe hängt von verschiedenen Faktoren ab. Die private Pflegeversicherung zahlt die gleichen Beträge wie die gesetzliche Pflegekasse. Beihilfeberechtigte erhalten von der Pflegeversicherung nur den vom Familienstand abhängigen prozentualen Anteil. Die Restkosten übernimmt die Beihilfe. Deren Höchstgrenzen sind von der Landesgesetzgebung abhängig.

Pflegegeld und -sachleistung

Die Mehrheit der Pflegebedürftigen wird zu Hause versorgt. Von der Pflegekasse lassen

Gut zu wissen

Wer ausschließlich Pflegegeld bezieht, muss sich regelmäßig beraten lassen. Zwar sind diese Beratungseinsätze theoretisch freiwillig, doch wer sie nicht abruft, bekommt das Pflegegeld gekürzt. In Pflegegrad 2 und 3 ist die Beratung alle sechs Monate, in Pflegegrad 4 und 5 alle drei Monate Pflicht. Dafür kommen die Berater zum Pflegebedürftigen nach Hause, prüfen die Lage, zeigen Handgriffe und erklären mögliche neue Leistungen der Pflege- und Krankenkasse. So soll die Pflege durch Laien qualitativ verbessert werden. Die Pflegekasse trägt die Kosten und vermittelt die Berater.

sich dafür zwei verschiedene Leistungen nutzen: das Pflegegeld, wenn Privatpersonen die Pflege und Betreuung übernehmen; die Pflegesachleistung, wenn ein ambulanter Pflegedienst kommt. Beides lässt sich miteinander kombinieren.

Das Pflegegeld ist als Aufwandsentschädigung gedacht, wenn Angehörige, Freunde oder Nachbarn die Pflege leisten. Je nach Pflegegrad beträgt es zwischen 316 und 901 Euro pro Monat. Es wird am Anfang des Monats an den Pflegebedürftigen überwiesen. Dieser kann das Pflegegeld dann nach eigenem Ermessen an die privat Pflegenden weitergeben.

Wenn ein ambulanter Pflegedienst ein- oder mehrmals pro Woche kommt, kann ein Pflegebedürftiger die Pflegesachleistung beantragen. Dieser Betrag für Pflege und Betreuung wird direkt mit dem Dienstleister verrechnet. Er beträgt monatlich 689 Euro im Pflegegrad 2 und steigt bis 1995 Euro im Pflegegrad 5. Die Sachleistung fällt somit deutlich höher aus als das Pflegegeld.

Da viele eine Mischung aus privater und professioneller Pflege nutzen, können Pflegegeld und Pflegesachleistung miteinander kombiniert werden. Wer beispielsweise nur 30 Prozent der Pflegesachleistungen nutzt, kann sich zusätzlich 70 Prozent des Pflegegeldes auszahlen lassen. Alternativ können bis zu 40 Prozent der Sachleistung auch für Entlastungsangebote genutzt werden. Einen Überblick über die Sätze für Pflegegeld und Pflegesachleistung bieten die Tabellen „Regelmäßige Leistungen ...“ und „Zusätzliche Leistungen ...“ auf S. 18 und S. 19.

Der Entlastungsbetrag

Unabhängig von der Art der ambulanten Pflege steht allen Pflegebedürftigen pro Monat ein Entlastungsbetrag in Höhe von 125 Euro zu. In Pflegegrad 1 kann dieser auch zur Finanzierung eines Pflegedienstes oder einer Pflege-Einrichtung verwendet werden. In allen anderen Pflegegraden ist er ausschließlich für niedrigschwellige Betreuungs- und Entlastungsleistungen gedacht.

Damit sind beispielsweise Haushaltshilfen, ehrenamtliche Hilfsdienste oder Gruppenangebote gemeint. Der Entlastungsbetrag kann auch über mehrere Monate angespart und später in einem Rutsch genutzt werden. Das geht bis Juni des Folgejahres. Mittlerweile gibt es vielfältige Angebote, die den Angehörigen das Leben erleichtern und den Pflegebedürftigen mehr Abwechslung im Alltag bescheren. Allerdings sind diese leider noch nicht flächendeckend vertreten.

→ Beispiel

Elsa Müller hat Pflegegrad 2 und daher Anspruch auf maximal 689 Euro an Pflegesachleistungen pro Monat. Der Pflegedienst kommt zweimal pro Woche und erhält dafür monatlich 249 Euro. Das entspricht 36 Prozent der möglichen Pflegesachleistung. Daher sind noch 64 Prozent übrig. Die kann Frau Müller sich als Pflegegeld auszahlen lassen und es an ihren Sohn weitergeben, der sie die meiste Zeit versorgt. 64 Prozent des Pflegegeld-Höchstsatzes (316 Euro) sind 202 Euro. Alternativ kann sie sich auch nur 24 Prozent, also 76 Euro, auszahlen lassen und die restlichen 40 Prozent für Entlastungsangebote nutzen. Das wären dann 126 Euro pro Monat, etwa für eine Haushaltshilfe, den Singkreis in der Gemeinde und eine Hilfskraft, die mit ihr bastelt.

Teilstationäre Pflege

Zusätzlich zu den ambulanten Leistungen lässt sich der Zuschuss für teilstationäre Pflege nutzen. Dazu zählen die Tages- und Nachtpflege, die Kurzzeitpflege und die Verhinderungspflege. Für die Höhe der Leistungen siehe die Tabelle „Zusätzliche Leistungen der Pflegeversicherung“ auf S. 19. Bei allen Varianten besucht der Pflegebedürftige nur ab und zu eine Pflege-Einrichtung und wird dort versorgt. Was die Formen der teilstationären Pflege voneinander unterscheidet und wie Sie eine gute Einrichtung finden, erklären wir Ihnen ab S. 104.

Stationäre Pflege

Wenn ein Mensch dauerhaft im Pflegeheim oder einer anderen stationären Einrichtung lebt, zahlt die Pflegekasse in Pflegegrad 2 einen Zuschuss von maximal 770 Euro pro Monat für Pflege und Betreuung. Dieser steigt mit jedem Grad auf bis zu 2005 Euro monatlich in Pflegegrad 5 (siehe Tabelle „RegelmäßigeLeistungen der Pflegeversicherung“, S. 18). Die Kosten für Übernachtung und Verpflegung müssen Pflegebedürftige grundsätzlich selbst bezahlen. Lediglich Beihilfeberechtigte erhalten unter bestimmten Umständen auch dafür einen Zuschuss.

Zuschüsse für Hilfsmittel und Umbauten

Viele Pflegebedürftige sind nicht nur auf personelle, sondern auch auf technische Hilfen angewiesen. Diese werden zusätzlich von der Pflegekasse bezuschusst. Sie unterscheidet zwischen Pflegehilfsmitteln und technischen Hilfsmitteln.

Pflegehilfsmittel sind etwa Einmalhandschuhe, Desinfektionsmittel, Inkontinenzeinlagen oder andere Hygieneartikel. Dafür zahlt die Kasse unabhängig vom Pflegegrad pro Monat 40 Euro als Zuschuss, wenn Sie die Hilfsmittel dort beantragen. Dafür muss ein Gutachter oder Pfleger die Notwendigkeit bestätigen.

Technische Hilfsmittel sind beispielsweise ein Rollstuhl, ein Rollator oder ein Pflegebett. Diese können häufig kostenlos von der Pflegekasse ausgeliehen werden, wenn ein Arzt die medizinische Notwendigkeit verschreibt oder sie aus dem Pflegegutachten hervorgeht. Alternativ können Sie die nötigen Gerätschaften auch selbst anschaffen. Soll die Pflegekasse diese bezuschussen, müssen Sie allerdings vorher einen Antrag stellen. Ein Attest vom Arzt ist nicht zwingend notwendig, erleichtert aber das Verfahren. Wird ein technisches Hilfsmittel von der Kasse genehmigt, müssen Sie lediglich 10 Prozent der Kosten, maximal 25 Euro pro Hilfsmittel, selbst bezahlen. Den Rest übernimmt die Pflegekasse. Verschreibt ein Arzt das technische Hilfsmittel wegen einer Erkrankung, übernimmt meist die Krankenkasse die Kosten. Der Versicherte muss dann nur 10 Euro zuzahlen. Welche Hilfsmittel die gesetzlichen Kassen übernehmen, steht im Hilfsmittelverzeichnis des GKV-Spitzenverbandes. Sie finden es im Internet unter hilfsmittel.gkv-spitzenverband.de.

Weitere 4000 Euro können Sie von der Pflegekasse erhalten, wenn Sie die Wohnung oder das Haus aufgrund der Pflegebedürftigkeit umbauen müssen. Dafür müssen Sie zunächst einen Kostenvoranschlag einholen und diesen dann der Pflegekasse vorlegen. Wird der Umbau zu den genannten Kosten genehmigt, erhalten Sie den Zuschuss. Verschlechtert sich der Zustand des Pflegebedürftigen, sodass weitere Umbauten nötig werden, kann der Zuschuss erneut beantragt werden. Zusätzlich können Sie noch staatliche Zuschüsse nutzen. Wie das geht, erfahren Sie ab S. 48.

Bei einem geringen Einkommen können Sie sich von der Zuzahlungspflicht für Hilfsmittel und Medikamente befreien lassen. Wenn Sie mehr als 2 Prozent des jährlichen Brutto-Einkommens zuzahlen müssten und das der Kasse über entsprechende Quittungen nachweisen, sind Sie ab dieser Grenze befreit. Für chronisch Kranke, wie Diabetiker oder MS-Kranke, liegt die Grenze bei 1 Prozent.

Die Leistungen anderer Versicherungen

Neben den Leistungen der sozialen Pflegeversicherung können Sie auch Gelder anderer Versicherungen nutzen. Dazu zählen insbesondere Krankenkasse und private Zusatzversicherungen.

Ist die Pflegebedürftigkeit noch nicht nachgewiesen oder besteht darüber hinaus eine behandlungsbedürftige Krankheit, kann es sinnvoll sein, sich nicht nur an die Pflege-, sondern auch an die Krankenkasse zu wenden. Diese kann eine wichtige finanzielle Ergänzung darstellen.

Doch nicht nur Pflichtversicherungen kommen zur Finanzierung von Pflege und Betreuung infrage. Manche Menschen haben frühzeitig eine private Pflegezusatzversicherung abgeschlossen. Ist das der Fall, können sie im Pflegefall zusätzliches Geld aus dieser Versicherung erhalten. Die Gelder werden nicht mit den Leistungen der Pflegepflichtversicherung verrechnet.

Leistungen der Krankenkasse

Die Krankenkasse bezahlt die Kosten für Maßnahmen, die eine Krankheit lindern oder deren Verschlimmerung verhindern sollen und können. Wenn Sie sich beispielsweise den Arm brechen und vorübergehend Pflege und Betreuung brauchen, finanziert die Krankenkasse die nötigen Hilfsmittel, möglicherweise eine Reha-Maßnahme und eine Haushaltshilfe sowie die Grundpflege. Auch Zuschüsse zur häuslichen Krankenpflege und Kurzzeitpflege sind nach einer akuten Erkrankung möglich. Dafür ist nicht einmal ein Pflegegrad notwendig.

Bei manchen Erkrankungen ist die Grenze aber nicht so leicht zu ziehen. Nach einem Schlaganfall beispielsweise ist manchmal nicht absehbar, ob die Einschränkungen dauerhaft bleiben werden oder ob der Patient seine Fähigkeiten durch entsprechende Maßnahmen wieder deutlich verbessern kann. In einer solchen Situation ist es für Laien schwer zu erkennen, welche Versicherung zuständig ist.

Oft hilft es dann, sich die nötige Pflege und Betreuung zunächst vom Arzt verschreiben und von der Krankenkasse finanzieren zu lassen. Das ist vor allem häufig nötig, wenn der MDK oder Medicproof noch keine Pflegebedürftigkeit bestätigt hat. Sobald ein Pflegegrad vorliegt, ist zweifelsfrei die Pflegekasse zuständig. Sollten parallel eine Krankheit und eine Pflegebedürftigkeit bestehen, kann es auch sein, dass Sie gleichzeitig Leistungen aus der Kranken- und der

Pflegeversicherung bekommen können. Falls Sie sich unsicher sind, wer zuständig ist, können Sie sich bei der Unabhängigen Patientenberatung informieren (kostenlose Hotline: 0800 0117722). Sollten Sie dennoch die „falsche“ Versicherung anfragen, leitet diese die Forderung in der Regel an die richtige Stelle weiter.

Geld von einer privaten Zusatzversicherung

Wenn eine private Pflegezusatzversicherung besteht, können deren Leistungen zusätzlich zu den Geldern der Pflichtversicherung beantragt werden, sobald ein Pflegegrad feststeht. Insgesamt gibt es drei Varianten: die Pflegetagegeldversicherung, die Pflegerentenversicherung und die Pflegekostenversicherung. Ein staatlich gefördertes Produkt, der sogenannte Pflege-Bahr, ist grundsätzlich eine Tagegeldversicherung.

Die Zusatzversicherungen unterscheiden sich in mehreren Punkten. Der offensichtlichste ist die Höhe der Pflegekosten, die übernommen werden. Die Pflegekostenversicherung zahlt die höchsten Zuschüsse. Teils übernimmt die Versicherung sämtliche anfallenden Pflegekosten, die über die Pflichtversicherung hinausgehen. Die anderen Versicherungen zahlen eine feste monatliche Rente aus. Deren Höhe ist abhängig vom Pflegegrad.

Als die Versicherungen abgeschlossen wurden, bestand in der Regel noch das System der Pflegestufen. Die Umrechnung der Leistung in Abhängigkeit von einem Pflegegrad sollte automatisch ohne Probleme erfolgen. Bestehende Pflegestufen werden auch hier in Pflegegrade überführt. Je nach Tarif zahlen manche Versicherer schon im neuen Pflegegrad 1.

Bei manchen Versicherungen muss eine bestimmte Wartezeit erfüllt sein, damit man Leistungen bekommt. Überprüfen Sie eine eventuelle Pflegezusatzversicherung auf diesen Punkt. Falls es keine Wartezeit gibt oder diese bereits erfüllt ist, können Sie die vereinbarten Gelder beantragen, sobald ein Pflegegrad vorliegt. Ist die Wartezeit noch nicht vorbei, lohnt es sich oftmals, die Versicherung noch bis zum fälligen Datum beizubehalten. Sobald die Frist erfüllt ist, können Sie mit dem Bescheid des MDK oder von Medicproof die Leistungen beantragen.

Früher und heute

Pflegestufe, bis 2016	Pflegegrad, ab 2017
0	2
1	
1 + Demenz	3
2	
2 + Demenz	4
3	
3 + Demenz oder Härtefall	5

Hilfe vom Staat

Unter bestimmten Voraussetzungen erhalten Pflegebedürftige und deren Angehörige staatliche Unterstützung. Dazu zählen Geld vom Sozialamt und der Schwerbehindertenausweis.

Längst nicht alle Pflegebedürftigen können die Hilfe finanzieren, die sie brauchen. Für sie gibt es spezielle staatliche Gelder, die explizit für die Finanzierung der Pflege gedacht sind. Um diese zu erhalten, muss ein Mensch allerdings sowohl pflegebedürftig als auch finanziell bedürftig sein. Die eigene Finanzsituation und die der erwachsenen Kinder werden daher überprüft, bevor es Geld vom Staat gibt.

Hilfe zur Pflege

Für Pflegebedürftige, die mehr Unterstützung brauchen, als sie bezahlen können, kommt zunächst die „Hilfe zur Pflege" infrage. Wenn nötig, übernimmt das Sozialamt dann sämtliche Pflegekosten, etwa für häusliche, teilstationäre oder stationäre Pflege. Letztere wird allerdings nur finanziert, wenn eine Pflege zu Hause nicht möglich ist.

Voraussetzung ist, dass der Pflegebedürftige die Kosten nicht aus eigener Tasche bezahlen kann und weder Partner noch Kinder unterhaltspflichtig sind. Antragsteller müssen deshalb zunächst ihre Finanzsituation offenlegen. Monatliche Renten und Gelder aus privaten Zusatzversicherungen werden angerechnet. Bevor der Staat aber überhaupt einspringt, muss das Vermögen bis zu einem festgelegten Betrag aufgebraucht werden. Auch Lebensversicherungen oder andere Geldanlagen müssen aufgelöst und ein eigenes Auto muss verkauft werden. Wenn eine Schenkung weniger als zehn Jahre zurückliegt, muss sie zurückgefordert werden, um die Pflege zu finanzieren.

Doch nicht alles rechnet das Sozialamt an. Jeder darf ein sogenanntes Schonvermögen behalten. Als Geldwert ist ein Betrag von 2600 Euro für Alleinstehende beziehungsweise 3214 Euro für Paare (Stand: 2017) geschützt. Weiterhin sind Altersrücklagen bis zu 25000 Euro geschützt, wenn das Geld erarbeitet wurde. Familienerbstücke dürfen Sie behalten, wenn deren ideeller Wert höher ist als ihr Verkaufswert. Auch Bestattungsvorsorge- oder Grabpflegeverträge müssen nicht aufgelöst werden. Ein eigenes Haus oder eine eigene Wohnung dürfen Sie ebenfalls behalten, solange entweder Sie oder Ihr Partner oder beide noch dort wohnen. Wenn aber die pflegebedürftige Person in ein Pflegeheim zieht und auch der Ehe- oder Lebenspartner nicht mehr im Eigentum lebt, muss dieses verkauft werden, um die Heimkosten zu decken.

Gut zu wissen

Um zu verhindern, dass Pflegebedürftigkeit automatisch zu Sozialhilfe führt, gibt es für Heimbewohner in Nordrhein-Westfalen und Schleswig-Holstein das Pflegewohngeld. Dieser Zuschuss wird gezahlt, wenn ein Heimbewohner die Investitionskosten nicht aus eigenen Mitteln aufbringen kann. Im ganzen Bundesgebiet gibt es für Bewohner von stationären Einrichtungen außerdem die Möglichkeit, den sogenannten Barbetrag zur freien Verfügung – eine Art Taschengeld – beim Sozialamt zu beantragen. Dieser betrug im Jahr 2017 pro Monat 110,43 Euro. Weitere Details erfahren Sie bei Ihrem zuständigen Sozialamt.

Solange man sich selbst versorgen kann, wird in der Regel keine Hilfe zur Pflege beantragt. Lebt der Ehe- oder Lebenspartner aber nicht mehr oder übersteigen die Pflege- und Betreuungskosten das monatliche Budget, ist das Sozialamt oft die einzige Möglichkeit, gute Pflege zu gewährleisten.

Elternunterhalt

Wird die Hilfe zur Pflege beantragt, überprüft das Sozialamt zunächst Einkommen und Vermögen des Pflegebedürftigen. Anschließend übernimmt es alle notwendigen Kosten und wendet sich dann an die erwachsenen Kinder. Können diese einen Teil oder die vollständigen Pflegekosten übernehmen, holt das Sozialamt sich bereits gezahltes Geld von den Kindern zurück. Das geschieht aber erst ab einem vergleichsweise hohen Einkommen. Das Sozialamt orientiert sich beim Elternunterhalt an der Düsseldorfer Tabelle. Der monatliche Selbstbehalt beträgt 1800 Euro bereinigtes Netto-Einkommen (Stand: 2017) plus die Hälfte des darüber hinausgehenden Einkommens. Für den Partner kommen je nach Bundesland noch bis zu 1440 Euro dazu. Für eigene Kinder, Kreditraten, berufsbedingte Ausgaben und die eigene private Altersvorsorge gelten weitere Freibeträge.

Das bedeutet: Nur wenn das Einkommen nach Abzug sämtlicher Kosten und Freibeträge noch über dem Selbstbehalt liegt, sind erwachsene Kinder laut Gesetz dazu verpflichtet, für die Pflegekosten ihrer Eltern aufzukommen.

Das bereinigte Netto-Einkommen berechnet sich wie folgt:

Brutto-Einkommen
+ Mieteinnahmen
+ Zinseinkünfte
– Steuern
– Beiträge für Sozialversicherungen
– sonstige anrechenbare Versicherungen
– Werbungskosten

Falls mehrere Kinder als Unterhaltspflichtige infrage kommen, wird das sogenannte Verhältnis der Leistungsfähigkeit berücksichtigt. Ein Beispiel: Wenn eine Tochter für ihre Mutter maximal 300 Euro Unterhalt zahlen kann und ein Sohn maximal 100 Euro, dann gibt es ein Verhältnis von 3 zu 1. Fehlen der Mutter insgesamt nur 300 Euro pro Monat, muss die Tochter 225 Euro zahlen und der Sohn 75 Euro. So bleibt das Verhältnis gewahrt. Klafft eine größere Lücke, als die Kinder bezahlen können, übernimmt das Sozialamt die Differenz. Wenn beispielsweise 600 Euro nötig sind, um die Pflegekosten zu decken, zahlt die Tochter 300 Euro, der Sohn 100 Euro und das Sozialamt 200 Euro.

Die Regelungen für den Elternunterhalt gelten unabhängig davon, ob Eltern und Kinder ein gutes Verhältnis haben. Nur unter sehr strikten Bedingungen wird die Unterhaltspflicht ungültig, etwa wenn ein Vater seine Tochter missbraucht hat. In den meisten Fällen aber sind die Kinder verpflichtet, für die Pflegekosten der Eltern aufzukommen, sofern es finanziell möglich ist.

▶ **Im Gegensatz zu den regelmäßigen Einnahmen wird das Vermögen der Kinder** nur unter bestimmten Umständen angerechnet. Ob Sie unterhaltspflichtig sind, können Sie mit passenden Rechnern im Internet gut abschätzen, beispielsweise auf **www.elternunterhalt.org** unter dem Menüpunkt „Elternunterhalt Rechner".

Grundsicherung im Alter

Wer auch seinen Lebensunterhalt nicht aus eigenen Mitteln bestreiten kann, sollte die Grundsicherung im Alter beantragen. Diese soll das Existenzminimum sichern. Wenn nötig, übernimmt das Sozialamt die Miet- und Nebenkosten, Kranken-, Pflege- und Zusatzbeiträge und zahlt zusätzlich einen Beitrag für die Lebenshaltung aus. Dieser liegt bei 409 Euro (Stand: 2017). Sind beide Partner auf Grundsicherung angewiesen, erhalten beide jeweils 368 Euro. Wer bedürftig ist, wird nach den gleichen Regeln ermittelt wie bei der Hilfe zur Pflege. Bei der Grundsicherung im Alter wird das Einkommen der Kinder aber erst ab einem Jahresgehalt von mehr als 100 000 Euro angerechnet.

→ Als Faustregel gilt:

Wer weniger als 773 Euro pro Monat als Einkommen hat und älter als 67 Jahre ist, kann einen Antrag auf Grundsicherung im Alter stellen. Das Vermögen muss bis zu einer Grenze von 2 600 Euro für Alleinstehende beziehungsweise 3 214 Euro für Paare aufgebraucht werden. Ersparnisse und Einkünfte der Kinder werden – bis auf wenige Ausnahmen – nicht angetastet. Weitere Details lesen Sie in der Broschüre zur Grundsicherung im Alter der Deutschen Rentenversicherung unter www.deutsche-rentenversicherung.de.

Der Schwerbehindertenausweis

Wer einen Schwerbehindertenausweis besitzt, kann viele Vorteile nutzen. Der Staat ermöglicht Schwerbehinderten sowohl finanzielle als auch praktische Erleichterungen im Alltag. Vielen ist das nicht bewusst oder sie wollen nicht als behindert gelten – der Begriff „schwerbehindert" löst immer noch häufig negative Assoziationen aus.

Doch ein Schwerbehindertenausweis kann enorme Erleichterungen mit sich bringen. So können Gehbehinderte und Gehörlose für 80 Euro im Jahr sämtliche Nahverkehrsmittel aller Verkehrsverbünde in Deutschland nutzen. Komplett kostenlos ist der Service für Blinde und Menschen, die ständig einen Begleiter an ihrer Seite brauchen. Auch den Begleiter dürfen sie überallhin kostenlos mitnehmen. Das gilt sowohl für den Bus als auch für das Theater. Alle Schwerbehinderten profitieren außerdem von Steuererleichterungen. Manche dürfen kostenlose Fahrdienste oder den Behindertenparkplatz nahe am Eingang nutzen.

Um einen Schwerbehindertenausweis zu erhalten, muss ein bestimmter Grad der Behinderung (GdB) vorliegen. Alterstypische Einschränkungen, wie ein schwaches Herz, ein lückenhaftes Gedächtnis oder eine schlechtere Beweglichkeit, zählen nicht als Behinderung. Die Folgen von Alterserscheinungen oder Krankheiten aber schon. Dazu gehören beispielsweise Lähmungen, Augenerkrankungen, Schmerzsyndrome, Gehbehinderungen oder Hörschäden.

Wenn diese eine bestimmte Schwere erreichen und ein Arzt das bestätigt, erhalten Betroffene einen Schwerbehindertenausweis. Es reicht ein formloser Antrag beim Versorgungsamt oder dem Amt für soziale Angelegenheiten. Besondere Untersuchungen sind in der Regel nicht notwendig, ein normales Attest vom Arzt genügt. Dafür müssen Sie den Arzt von der Schweigepflicht entbinden.

Es ist jedem selbst überlassen, wie viel er dem Amt verraten will.

Dabei können Sie aber selbst festlegen, wie viel das Amt wissen soll. Wenn Sie einen Schwerbehindertenausweis wegen einer Gehbehinderung beantragen, müssen Sie das Amt nicht über eine Demenz oder eine Krebserkrankung informieren. Möglicherweise fällt dadurch der Grad der Behinderung zwar geringer aus, aber es ist grundsätzlich jedem selbst überlassen, wie viel er dem Amt verraten will.

Wenn der GdB mindestens 50 beträgt, gibt es den Schwerbehindertenausweis. Je nach persönlicher Situation wird das passende Merkzeichen, etwa für „blind" oder „gehbehindert", eingetragen, was dann zu bestimmten Vorteilen führt (siehe Tabelle „Die Merkzeichen ..." auf der nächsten Seite). Diese Vergünstigungen gelten aber nicht

Die Merkzeichen im Behindertenausweis

Menschen, bei denen der Grad der Behinderung (GdB) mindestens 50 beträgt, können einen Schwerbehindertenausweis beantragen. Je nach Art ihrer Beeinträchtigung wird der Ausweis mit Merkzeichen versehen, aus denen sich unterschiedliche Vorrechte ergeben.

Merkzeichen	
G	Das „G“ zeigt an, dass sich ein Mensch nur sehr eingeschränkt bewegen kann. Das Merkzeichen berechtigt zu Freifahrten[1)] im Nahverkehr. Menschen mit einem „G“und einem GdB von mindestens 70 können zusätzlich Parkerleichterungen beantragen.
aG	Das „aG“ steht für außergewöhnlich gehbehinderte Menschen. Sie sind zu Freifahrten[1)] im Nahverkehr berechtigt und können einen besonderen blauen Parkausweis bekommen, mit dem sie in Fußgängerzonen, im Halteverbot und auf Anwohnerparkplätzen parken dürfen.
H	Wer länger als sechs Monate Hilfe bei Alltagsverrichtungen wie Anziehen oder Essen benötigt, erhält das Merkzeichen „H“. Betroffene – meist Blinde, Rollstuhlfahrer oder Hirngeschädigte – bekommen damit Freifahrten[2)] und Steuererleichterungen.
Bl	Blinde und stark sehbehinderte Menschen können Parkerleichterungen in Anspruch nehmen, die denen für das Merkzeichen „aG“ entsprechen. Das Merkzeichen „Bl“ erlaubt auch Freifahrten[2)] für den Ausweisinhaber sowie eine Begleitperson oder -hund im Nahverkehr.
Gl	„Gl“ steht für „gehörlos“. Besitzer eines Ausweises mit diesem Zeichen können Freifahrten im Nahverkehr[1)] und Steuererleichterungen in Anspruch nehmen.
B	Das „B“ im Schwerbehindertenausweis berechtigt, unentgeltlich eine Begleitperson im Nah- und Fernverkehr sowie bei vielen innerdeutschen Flügen mitzunehmen.
RF	„RF“ bekommen Menschen, die aufgrund ihrer Behinderung keine öffentlichen Veranstaltungen besuchen können, etwa weil sie andere stören. Ihr Rundfunkbeitrag wird um ein Drittel ermäßigt und beträgt dann 5,99 Euro pro Monat. Auch Blinde und Gehörlose erhalten „RF“.

1) Fällig wird allerdings eine Jahresgebühr von 80 Euro für eine Wertmarke. In Sonderfällen, etwa wenn der Betroffene Empfänger von Grundsicherung im Alter ist, gibt es die Wertmarke kostenlos. Schwerbehinderte mit einem Grad der Behinderung von mindestens 70 erhalten zudem die BahnCard 50 der Deutschen Bahn zum halben Preis.

2) Notwendig ist nur eine kostenlose Wertmarke für den Ausweis.

grundsätzlich bis zum Lebensende. Wenn beispielsweise ein Schlaganfall der Grund für die Behinderung ist, kann sich der Zustand der betroffenen Person durchaus noch einmal verbessern. Daher prüft das Amt bei „Behinderungen mit Rückfalltendenz" nach einer gewissen Zeit, ob die Einschränkungen noch so stark sind wie bei der ersten Prüfung.

Falls die Gesundheitssituation sich nach einiger Zeit verbessert, wird der Grad der Behinderung gegebenenfalls wieder gesenkt. Verschlechtert sich der Zustand hingegen, können Betroffene auch einen höheren GdB erhalten. Dafür ist ein Antrag auf eine erneute Einstufung nötig. Einen Bestandsschutz gibt es dabei allerdings nicht. Ein freiwilliger Antrag auf eine neue Einstufung sollte daher gut überlegt sein.

Steuererleichterungen

Viele Kosten, die durch eine Pflegebedürftigkeit oder eine Krankheit entstehen, können Betroffene steuerlich geltend machen. Das gilt sowohl für die Pflegebedürftigen selbst als auch für deren Angehörige, wenn beispielsweise die Kinder die Haushaltshilfe finanzieren. Vier Kategorien sind dafür von besonderem Interesse:

1. **Haushaltsnahe Dienstleistungen.** Dazu zählen Haushaltshilfen, Handwerker- und Gärtnerarbeiten sowie niedrigschwellige Betreuungsleistungen.
2. **Außergewöhnliche Belastungen.** Darunter fallen diverse Ausgaben, die den Haushalt stark belasten, etwa Pflegeleistungen, bestimmte Heilbehandlungen oder der Elternunterhalt.
3. **Pauschbetrag für pflegende Angehörige**
4. **Unterhalt**

▶ **Welche Kosten** Sie im Einzelnen absetzen können und was Sie dabei beachten sollten, erfahren Sie im Finanztest Spezial Steuern, das Sie unter **www.test.de/shop** erhalten.

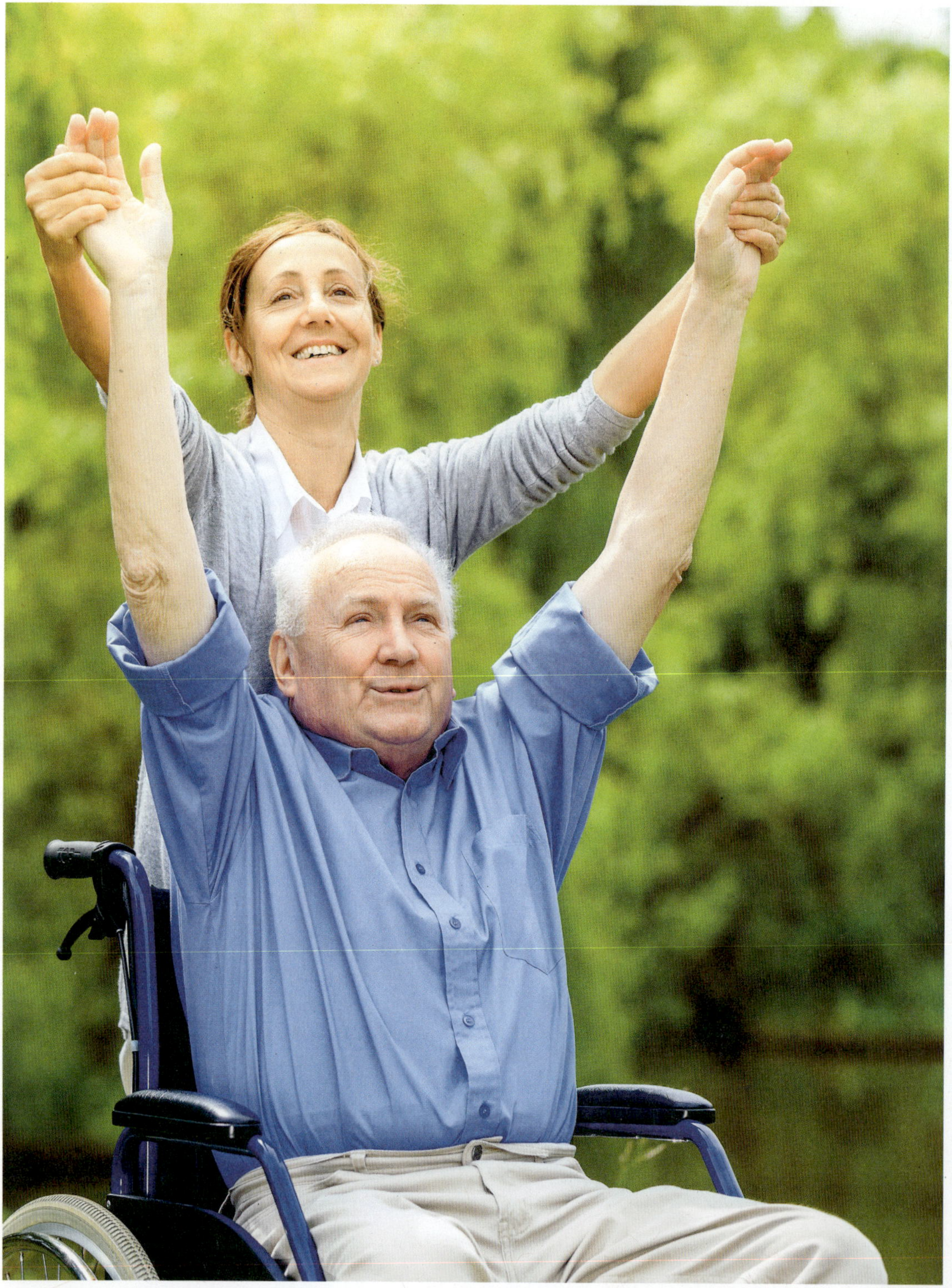

Pflege und Beruf vereinbaren

Eine geliebte Person zu pflegen kostet viel Zeit und Geduld. Seit Januar 2015 gibt es deshalb einen gesetzlichen Anspruch auf eine Auszeit im Job mit einem finanziellen Ausgleich für bis zu zwei Jahre.

Wer einen Angehörigen pflegt, kann eine oder mehrere staatlich geförderte Auszeit-Varianten nutzen. Die „kurzzeitige Arbeitsverhinderung" ermöglicht sofort bis zu zehn freie Arbeitstage am Stück. Die Zeit ist dazu gedacht, die Pflege eines nahen Angehörigen zu koordinieren. Wollen Sie anschließend einen Teil der Pflege selbst übernehmen, können Sie die „Pflegezeit" nutzen. Diese erlaubt Ihnen, bis zu sechs Monate ganz oder teilweise im Job auszusetzen. Die längste Arbeitszeitreduzierung bietet die „Familienpflegezeit". Bis zu zwei Jahre lang können Sie damit Ihre Arbeitszeit auf mindestens 15 Wochenstunden reduzieren.

Die vierte und letzte Variante ist die einzige, bei der es nicht hauptsächlich darum geht, einen Angehörigen zu pflegen, sondern darum, einfach für ihn da zu sein. Bei der Pflegezeit als „Sterbebegleitung" können Sie bis zu drei Monate teilweise oder vollständig aussetzen, um in den letzten Wochen besonders viel Zeit mit einem nahen Angehörigen verbringen zu können. Ob dieser zu Hause, im Pflegeheim oder im Hospiz lebt, ist dafür irrelevant.

Für alle Varianten gilt, dass es sich bei dem zu Pflegenden um einen nahen Angehörigen handeln muss. Dieser Begriff ist zwar relativ weit gefasst, doch für Ihren Nachbarn lassen sich die Pflegezeiten beispielsweise nicht einsetzen – auch wenn Sie diesem sehr nahestehen.

Eine Begleitung in der letzten Lebensphase ist unabhängig von anderen Pflegezeiten möglich.

Außerdem dürfen die Auszeiten nicht aufgeteilt werden. Sie können also nicht zunächst drei Monate Pflegezeit nehmen, dann wieder drei Monate voll arbeiten und anschließend erneut drei Monate in Pflegezeit gehen. Wenn Sie nach der Pflegezeit noch die Familienpflegezeit nutzen wollen, muss diese direkt im Anschluss folgen. Anders ist das nur bei der Begleitung der letzten Lebensphase. Sie muss sich nicht direkt an eine andere Freistellung anschließen, sondern kann unabhängig von anderen Pflegezeiten beansprucht werden.

Positiv ist: Egal, welche Form der Freistellung Sie nutzen, Ihr Chef darf Ihnen nicht kündigen und muss Ihnen nach der Rückkehr eine gleichwertige Stelle zur Verfügung stellen beziehungsweise Ihre Stundenzahl wieder aufstocken. Außerdem finanziert die Pflegekasse Ihnen zusätzliche Rentenpunkte, damit die Pflegephase Ihnen keine allzu großen Nachteile für die eigene Rentenzeit beschert. Ausführlichere Informationen dazu bekommen Sie im weiteren Verlauf dieses Kapitels.

Gut zu wissen

Auf die Pflegezeiten haben nahe Angehörige des Pflegebedürftigen einen Anspruch. Das sind: Ehe- und Lebenspartner, Partner einer eheähnlichen und lebenspartnerschaftsähnlichen Gemeinschaft, Geschwister, Schwägerinnen und Schwager sowie Kinder, Adoptiv- und Pflegekinder sowohl der pflegebedürftigen Person als auch des Ehegatten oder Lebenspartners, und Enkelkinder. Auch Eltern, Stiefeltern und Großeltern sind berechtigt. Doch diese kommen in der Regel nur bei jüngeren Pflegebedürftigen infrage.

Im Job kürzertreten, um zu pflegen

Der Gesetzgeber hat die Möglichkeiten verbessert, Beruf und Pflege unter einen Hut zu bekommen. Vom Anspruch auf Pflegezeiten mit Kündigungsschutz profitieren aber nicht alle.

→ **Die gute Nachricht ist:** Es gibt einen gesetzlichen Anspruch auf Pflegezeiten, sodass Ihr Chef Ihnen die Auszeit nicht verweigern darf. Die schlechte Nachricht lautet: Der Anspruch gilt nur unter bestimmten Voraussetzungen. Je nach Dauer der Auszeit können Sie diese nur nutzen, wenn der Betrieb, in dem Sie arbeiten, eine bestimmte Mindestgröße hat. Außerdem müssen Sie die Pflegezeit fristgerecht ankündigen. Tun Sie das nicht, erlischt Ihr Anspruch zwar nicht, aber er wird erst nach Ablauf der Ankündigungsfrist wirksam.

Um nichts falsch zu machen, ist es ratsam, in einer akut aufgetretenen Pflegesituation zunächst die kurzzeitige Arbeitsverhinderung von zehn Arbeitstagen einzureichen. Sie lässt sich von heute auf morgen nutzen. Wenn plötzlich die Pflege für einen Angehörigen organisiert werden muss, ist sie deshalb meist eine große Erleichterung. Allerdings können von einer solchen Jobpause nur Arbeitnehmer profitieren. Für Beamte, Soldaten und Richter gelten je nach Bundesland unterschiedliche Regelungen. Selbstständige gehen immer leer aus.

Die kurzzeitige Arbeitsverhinderung

Von heute auf morgen lässt sich die Auszeit von bis zu zehn Arbeitstagen beim Arbeitgeber einreichen. Ein Anruf oder eine Mail genügt. Voraussetzung ist, dass die Pflege für einen nahen Angehörigen koordiniert werden muss. Das gilt sowohl, wenn eine Pflegebedürftigkeit zum ersten Mal auftritt, als auch bei einer plötzlichen Verschlimmerung. Der Chef darf die Abwesenheit nicht verweigern, allerdings kann er eine ärztliche Bestätigung verlangen, dass ein Angehöriger voraussichtlich pflegebedürftig wird.

Während der kurzzeitigen Arbeitsverhinderung wird das übliche Gehalt nur dann gezahlt, wenn es eine solche Klausel in der Betriebsvereinbarung gibt. Ansonsten können Sie als Ersatz ein Pflegeunterstützungsgeld bei der Pflegekasse der pflegebedürftigen Person beantragen. Die Höhe beträgt in der Regel 90 Prozent des Nettogehalts. Rufen Sie dazu am besten bei der Pflegekasse an und fragen Sie, welche Unterlagen sie benötigt, um das Geld auszuzahlen. Das ist von Kasse zu Kasse leicht verschieden.

Pflegezeiten im Überblick

Wer die Voraussetzungen erfüllt, kann alle Formen der Pflegezeiten kombinieren.

	Arbeitsverhinderung	Pflegezeit	Familienpflegezeit	Sterbebegleitung
Dauer maximal	10 Arbeitstage	6 Monate	24 Monate	3 Monate
Betrieb	keine	16+ Mitarbeiter	26+ Mitarbeiter	16+ Mitarbeiter
Ankündigung	sofort	10 Tage vorher	8 Wochen vorher	10 Tage vorher
Zweck	Pflege koordinieren	Pflege zu Hause	Pflege zu Hause	da sein
Art der Freistellung	komplett	Teilzeit oder komplett	Teilzeit, Arbeitszeit im Schnitt mind. 15 Stunden/Woche	Teilzeit oder komplett
Lohn	Fortzahlung, wenn betrieblich vereinbart, sonst Ersatzleistung von der Pflegekasse des Pflegebedürftigen	Fortzahlung für geleistete Arbeit, zusätzlich zinsloses Darlehen* möglich	Fortzahlung für geleistete Arbeit, zusätzlich zinsloses Darlehen* möglich	Fortzahlung für geleistete Arbeit, zusätzlich zinsloses Darlehen* möglich
Sozialversicherung	Familienversicherung über Ehepartner, sonst freiwillige Versicherung	über 450 €: gesetzliche Pflichtversicherung; bis 450 €: Familienversicherung bzw. freiwillige Versicherung, Zuschüsse möglich**	über 450 €: gesetzliche Pflichtversicherung; bis 450 €: Familienversicherung bzw. freiwillige Versicherung, Zuschüsse möglich**	über 450 €: gesetzliche Pflichtversicherung; bis 450 €: Familienversicherung bzw. freiwillige Versicherung, Zuschüsse möglich**
gesetzliche Grundlage	§§ 1–2; 5–8 PflegeZG	§§ 1, 4–8 PflegeZG	Familienpflegezeitgesetz (FPfZG)	§§ 1, 4–8 PflegeZG

* Den Antrag stellen Sie beim Bundesamt für Familie und zivilgesellschaftliche Aufgaben unter www.wege-zur-pflege.de.

** Sie können einen Zuschuss zur Kranken- und Pflegeversicherung erhalten, wenn Sie Ihren nahen Angehörigen mind. 10 h/Woche an mind. 2 Tagen pflegen und höchstens 30 Wochenstunden erwerbsmäßig arbeiten. Die Rentenversicherung wird komplett übernommen, wenn Sie Ihren Angehörigen voraussichtlich mind. 60 Tage pro Jahr pflegen und dieser mind. Pflegegrad 2 hat.

Wichtig ist, dass Sie den Antrag auf Ersatzleistung direkt am ersten Tag der Arbeitsverhinderung stellen. Dafür ist ein ärztliches Attest nötig, das Sie aber in der Regel nachreichen können. Die ärztliche Bescheinigung sollte folgende Informationen enthalten:

- Name der voraussichtlich pflegebedürftigen Person,
- Bestätigung vom Arzt, dass die bedarfsgerechte Versorgung in einer akuten Pflegesituation organisiert oder sichergestellt werden muss,
- Bestätigung vom Arzt, dass voraussichtlich mindestens ein Pflegegrad 1 vorliegt,
- Zeitraum der voraussichtlichen Arbeitsverhinderung.

Es ist möglich, die kurzzeitige Arbeitsverhinderung und das Pflegeunterstützungsgeld auf mehrere Personen aufzuteilen. Allerdings besteht der Anspruch immer nur für zehn Arbeitstage pro pflegebedürftiger Person, nicht pro Angehörigem.

Die Beiträge zur Kranken-, Pflege- und Rentenversicherung übernimmt der Arbeitgeber während der Auszeit nur dann, wenn die Betriebsvereinbarung oder ein Tarifvertrag das vorschreibt. Manchmal gibt es auch entsprechende individuelle Regelungen im Arbeitsvertrag. Ansonsten müssen Sie sich für diese Zeit freiwillig bei Ihrer Kranken- und Pflegekasse versichern. Wie das geht, erfahren Sie bei Ihrer Krankenkasse. Eine Ausnahme gilt für Verheiratete, deren Ehepartner gesetzlich versichert sind. Sie sind über die Familienversicherung abgesichert. Dafür genügt in der Regel ein Anruf bei der Krankenkasse des Partners.

Die Pflegezeit

Wollen Sie einen Teil der Pflege selbst übernehmen, können Sie bis zu sechs Monate entweder vollständig aussetzen oder auf eine Teilzeitstelle reduzieren. Voraussetzung für den Anspruch auf diese Pflegezeit ist, dass Sie einen nahen Angehörigen in einer Privatunterkunft pflegen. Lebt der Pflegebedürftige bereits in einer stationären Einrichtung, dürfen Sie die Pflegezeit nicht nutzen. Eine Ausnahme gilt, wenn ein Angehöriger todkrank ist. Wenn Sie diesen in den letzten Lebenswochen begleiten wollen, können Sie die „Sterbebegleitung“ als spezielle Form der Pflegezeit in Anspruch nehmen. Details finden Sie auf S. 62.

Sowohl Arbeitnehmer als auch Beamte, Soldaten und Richter haben einen gesetzlichen Anspruch auf die Pflegezeit, wenn sie noch mindestens 15 weitere Kollegen haben. Auch Auszubildende zählen dazu. Man muss die voraussichtliche Länge der Pflegezeit und die Art der Reduzierung allerdings zehn Tage im Voraus beim Arbeitgeber ankündigen. Wenn Sie die Pflegezeit nutzen wollen, ist es also sinnvoll, zuerst die kurzzeitige Arbeitsverhinderung in Anspruch zu nehmen und direkt am ersten Tag ebenfalls die Pflegezeit anzukündigen. Falls der Pflegebedürftige während der Pflegezeit in ein Heim verlegt werden muss oder verstirbt, endet die Pflegezeit vorzeitig. Nach einer Übergangsfrist von vier Wochen müssen Sie wieder zu den alten Konditionen arbeiten.

„Ein zinsloses Darlehen kann den vorübergehenden Lohnausfall auffangen.

Um den Lohnausfall abzufedern, gibt es einen Anspruch auf ein zinsloses staatliches Darlehen. Es wird in monatlichen Raten ausgezahlt und soll maximal die Hälfte des fehlenden Nettogehalts abdecken. Sobald Sie wieder voll arbeiten, zahlen Sie die Raten in gleicher Höhe zurück. Haben Sie also sechs Monate lang ein Darlehen bekommen, sind Sie sechs Monate nach Ende der Pflegezeit wieder schuldenfrei. In besonderen Härtefällen können Sie die Raten auch strecken oder nur teilweise zurückzahlen. Um das Darlehen zu erhalten, müssen Sie als Pflegender einen Antrag beim Bundesamt für Familie und zivilgesellschaftliche Aufgaben (BAFzA) stellen.

Die erforderlichen Unterlagen für das Darlehen finden Sie im Internet unter www.wege-zur-pflege.de unter dem Menüpunkt „Familienpflegezeit".

Die Familienpflegezeit

Wenn sechs Monate nicht ausreichen, können Sie entweder direkt oder im Anschluss an die Pflegezeit die Familienpflegezeit nutzen. Einen Anspruch darauf haben Arbeitnehmer, Beamte, Soldaten und Richter, wenn sie noch mindestens 25 Kollegen haben. Die Familienpflegezeit müssen Sie acht Wochen im Voraus bei Ihrem Chef beantragen und dabei die gewünschte Dauer sowie die Ausgestaltung nennen. Wenn Sie vorher bereits die normale Pflegezeit genutzt haben, verlängert sich die Ankündigungsfrist auf zwölf Wochen.

Auch die Familienpflegezeit ist dazu gedacht, dass Sie einen pflegebedürftigen Angehörigen zu Hause versorgen. Insgesamt

Für die Familienpflegezeit müssen Sie laut Gesetz lediglich im Jahresdurchschnitt mindestens 15 Stunden pro Woche arbeiten. Da die Pflege mal mehr und mal weniger Zeit in Anspruch nehmen kann, ist diese Regelung so flexibel gehalten. Wenn Sie diese Flexibilität nutzen wollen, müssen Sie sich allerdings mit Ihrem Chef über die Ausgestaltung einig werden.

können Sie maximal 24 Monate an Pflegezeiten nutzen. Wenn Sie also schon sechs Monate Pflegezeit in Anspruch genommen haben, bleiben maximal 18 Monate für die Familienpflegezeit übrig.

Bei der Familienpflegezeit können Sie allerdings nicht komplett aussetzen, sondern müssen mindestens 15 Stunden pro Woche im Durchschnitt arbeiten. Das soll zum einen die Betriebe vor allzu starken Ausfällen schützen und zum anderen die Gefahr für Altersarmut bei den Pflegenden reduzieren. Ob Sie vorher in Vollzeit oder Teilzeit gearbeitet haben, ist unerheblich.

Da die Familienzeit über einen langen Zeitraum genutzt werden kann, gibt es eine besondere Gehaltsregelung: Sie erhalten auch für die Hälfte der reduzierten Stunden noch Ihren Lohn und müssen das später wieder herausarbeiten.

Beispiel: Sie reduzieren Ihre Arbeitszeit für ein Jahr von 40 auf 20 Wochenstunden. Während dieser Zeit bekommen Sie ein Gehalt für 30 Wochenstunden. Diese Differenz muss nicht Ihr Arbeitgeber tragen, sondern sie wird vom Bund finanziert. Im Jahr nach dem Ende der Familienpflegezeit arbeiten Sie wieder 40 Wochenstunden und bekommen weiterhin nur Geld für 30 Wochenstunden. Ihr Chef behält den Rest des Gehalts ein und zahlt es an den Bund zurück. Nach einem Jahr ist das Konto somit wieder ausgeglichen. Zusätzlich können Sie auch in der Familienpflegezeit ein zinsloses Darlehen vom BAFzA erhalten.

Checkliste

Die Familienpflegezeit beantragen

Um eine Pflegezeit zu beantragen, nutzen Sie am besten die Musterformulare des Bundesfamilienministeriums. Sie finden sie auf www.wege-zur-pflege.de unter „Familienpflegezeit", wenn Sie unten auf „Servicematerial herunterladen" klicken. Bei Fragen hilft das Pflegetelefon des Ministeriums unter 030 20179131. Diese Unterlagen brauchen Sie:

- ☐ **Die Familienpflegezeitvereinbarung** zwischen Arbeitnehmer und Arbeitgeber.
- ☐ **Einen Nachweis** über die Pflegebedürftigkeit des Angehörigen – den stellt der Hausarzt, die Pflegekasse, der MDK oder der Dienstleister Medicproof aus.
- ☐ **Die Entgeltbescheinigung** der vergangenen zwölf Monate.
- ☐ **Einen Nachweis** über den Abschluss einer Familienpflegezeitversicherung oder den Antrag vom BAFzA für die Aufnahme in eine Gruppenversicherung.

Manche Arbeitgeber verlangen den Abschluss einer Familienpflegezeitversicherung. Sie zahlt dem Arbeitgeber einen Ausgleich, falls Sie berufsunfähig werden oder sterben, bevor Ihr Konto wieder ausgeglichen ist. Für die Ausgestaltung gibt es mehrere Möglichkeiten.

- Der Arbeitgeber schließt den Vertrag ab und zahlt die Beiträge. Er kann Ihnen die Kosten teilweise oder vollständig vom Lohn abziehen.
- Sie schließen die Versicherung selbst ab. In diesem Fall können Sie entweder eine Einzelversicherung wählen oder einen Antrag beim BAFzA stellen, dass Sie in eine Gruppenversicherung aufgenommen werden möchten. Sofern Ihr Chef nicht die vollen Versicherungskosten trägt, können Sie diese Ausgaben als Werbungskosten in der Steuererklärung geltend machen.

Sterbebegleitung: Mehr Zeit für die letzten Wochen

Wenn ein Angehöriger nur noch wenige Wochen zu leben hat, ist das für alle Beteiligten schwer. Wenn Sie die letzte Zeit gemeinsam nutzen wollen, können Sie dafür bis zu drei Monate freinehmen. In dieser speziellen Form der Pflegezeit, der Sterbebegleitung, müssen Sie Ihren Angehörigen nicht zwingend zu Hause pflegen. Sie dürfen auch einfach nur bei ihm sein – zu Hause, im Heim, in einer anderen Pflege-Einrichtung, im Krankenhaus oder im Hospiz. Das Hauptaugenmerk liegt hier auf der gemeinsamen Zeit, nicht auf der Pflege. Auch ein Pflegegrad ist nicht erforderlich.

Die Sterbebegleitung kommt meist nach einer akuten Verschlechterung bei Demenz, bei einer Krebserkrankung oder bei einer plötzlich auftretenden Krankheit wie einem Schlaganfall infrage. Genau wie bei der normalen Pflegezeit haben Arbeitnehmer, Beamte, Soldaten und Richter aber nur einen gesetzlichen Anspruch auf diese Auszeit, wenn noch 15 Kollegen weiter im Betrieb arbeiten. Außerdem müssen sie diese Pause ebenfalls zehn Tage im Voraus ankündigen.

Ab Beginn der Sterbebegleitung können Sie bis zu drei Monate lang komplett oder teilweise im Job aussetzen. Das können Sie auch dann tun, wenn Ihr Angehöriger bereits in einer stationären Einrichtung lebt. Als Gehalt bekommen Sie in dieser Zeit so viel ausbezahlt, wie Sie arbeiten. Zur Abfederung können Sie das zinslose Darlehen vom BAFzA beantragen.

Zuschüsse zur Sozialversicherung für Pflegende

Pflegende Angehörige haben oft finanzielle Einbußen. Um diese etwas abzufedern, übernimmt der Staat unter bestimmten Voraussetzungen die Beiträge zur Sozialversicherung.

Bei allen Pflegezeit-Varianten müssen Sie bedenken, dass sich Ihr Sozialversicherungsstatus ändern kann. Ob Sie so versichert bleiben wie bisher, hängt vom neuen Gehalt ab. Verdienen Sie mehr als 450 Euro pro Monat, bleiben Sie pflichtversichert, sofern Sie es vorher waren. Der Arbeitgeber und Sie zahlen also weiterhin den jeweiligen Anteil an Kranken-, Pflege-, Renten- und Arbeitslosenversicherung.

Setzen Sie komplett aus oder verdienen Sie weniger als 450 Euro im Monat, können Sie die kostenlose Familienversicherung der Kranken- und Pflegekasse Ihres Ehe- oder Lebenspartners nutzen, wenn dieser gesetzlich versichert ist. Sind Sie nicht verheiratet oder ist Ihr Ehepartner privat krankenversichert, müssen Sie sich „freiwillig versichern". Dieser Begriff ist allerdings irreführend, denn jeder Bundesbürger muss kranken- und pflegeversichert sein. Die „freiwillige Versicherung" ist in den genannten Fällen also verpflichtend für Sie. Auch die Einzahlung in die Rentenkasse ist Pflicht. Tatsächlich freiwillig ist nur die Absicherung gegen Arbeitslosigkeit. Die Beiträge für Kranken-, Pflege- und Rentenversicherung werden allerdings unter bestimmten Voraussetzungen teilweise oder sogar komplett von der Pflegeversicherung Ihres Angehörigen übernommen.

„Während Ihrer Pflegetätigkeit sind Sie automatisch gesetzlich unfallversichert.

Unabhängig von Ihrem Gehalt sind Sie während der Pflegetätigkeit automatisch gesetzlich unfallversichert. Die Pflegeversicherung des Pflegebedürftigen meldet Sie bei der zuständigen Unfallkasse an und zahlt Ihre Beiträge für die Zeit der ehrenamtlichen Pflege.

Kranken- und Pflegeversicherung

Die Beitragshöhe der freiwilligen Kranken- und Pflegeversicherung ist wie üblich von Ihrem Gehalt abhängig. Verdienen Sie nichts oder sehr wenig, zahlen Sie den Mindestbeitrag. Dieser beträgt für die Krankenversicherung bundesweit 144,78 Euro pro Monat plus Zusatzbeitrag (Stand: 2017). Der Mindestbeitrag für die Pflegeversicherung ist abhängig vom Bundesland und vom Familienstatus. Detaillierte Informationen und die notwendigen Formulare erhalten Sie bei Ihrer Krankenkasse.

Unter bestimmten Bedingungen gibt es für die freiwillige Versicherung in Kranken- und Pflegekasse einen Zuschuss vom Staat. Diese Bedingungen sind erfüllt, wenn Sie einen nahen Angehörigen in dessen Zuhause im Durchschnitt mindestens zehn Stunden pro Woche an mindestens zwei Tagen pflegen und wenn Sie maximal 30 Wochenstunden im Durchschnitt erwerbstätig sind. Um das Geld zu erhalten, müssen Sie es bei der Pflegekasse Ihres Angehörigen beantragen. Sie zahlt dann höchstens einen Zuschuss in Höhe des Mindestbeitrags.

Gut zu wissen

Auch als Privatversicherter können Sie einen Zuschuss zu Ihrer Kranken- und Pflegeversicherung während der Pflegezeiten erhalten. Diesen müssen Sie bei der Pflegeversicherung des Pflegebedürftigen beantragen. Falls Sie durch die gesenkte Stundenzahl in die Pflichtversicherung rutschen würden, können Sie sich für die Dauer der Pflegezeiten von der Versicherungspflicht befreien lassen. Das muss binnen drei Monaten nach Beginn der Versicherungspflicht passieren.

Arbeitslosenversicherung

Wer nicht pflichtversichert ist, kann sich freiwillig gegen Arbeitslosigkeit absichern. Das ist möglich für alle Personen, die in den 24 Monaten vor der Pflege mindestens 12 Monate lang in der Arbeitslosenversicherung pflichtversichert waren oder staatliche Leistungen nach SGB III (etwa Arbeitslosengeld) bekommen haben. Die freiwillige Absicherung ist für pflegende Angehörige sehr günstig. Der Pauschalbetrag beträgt gerade einmal 8,93 Euro (West) beziehungsweise 7,98 Euro (Ost) pro Monat (Stand: 2017). Diese Kosten müssen freiwillig Versicherte alleine tragen. Um sich freiwillig zu versichern, müssen Pflegende binnen drei Monaten nach Beginn der Pflege einen Antrag stellen.

Weitere Informationen und den passenden Antrag erhalten Sie bei der örtlichen Agentur für Arbeit.

Rentenversicherung

In die gesetzliche Rentenkasse müssen Sie als pflegende Angehörige einzahlen, auch wenn Sie wenig oder gar nichts verdienen. Die Pflegekasse Ihres Angehörigen übernimmt aber die Beiträge, wenn Sie folgende Voraussetzungen erfüllen:

- Sie pflegen einen oder mehrere nahe Angehörige im Durchschnitt mindestens zehn Stunden pro Woche an mindestens zwei Tagen.
- Sie pflegen Ihre(n) Angehörigen voraussichtlich mindestens 60 Tage pro Jahr.
- Die Pflege findet im Zuhause des oder der Pflegebedürftigen statt.
- Die zu pflegende(n) Person(en) hat/haben mindestens den Pflegegrad 2.
- Sie sind maximal 30 Wochenstunden erwerbstätig.
- Sie wohnen dauerhaft in Deutschland, in der EU oder in der Schweiz.

Dieser Anspruch bleibt auch dann bestehen, wenn Sie für bis zu sechs Wochen pro Jahr in den Urlaub fahren und in dieser Zeit Ihre Pflegetätigkeit unterbrechen. Während der Pflegezeit erhalten Sie einen festen Rentenpunktesatz, der abhängig vom Pflegegrad des pflegebedürftigen Menschen ist. Je nach Höhe Ihres bisherigen Gehalts kann der Rentenpunktesatz sogar höher ausfallen als bisher.

→ Die Pflegekasse informieren

Informieren Sie in jedem Fall die Pflegekasse Ihres Angehörigen darüber, dass Sie die Pflege übernehmen. Damit stellen Sie sicher, dass Sie alle notwendigen Unterlagen erhalten, um zusätzliche Rentenpunkte zu sammeln.

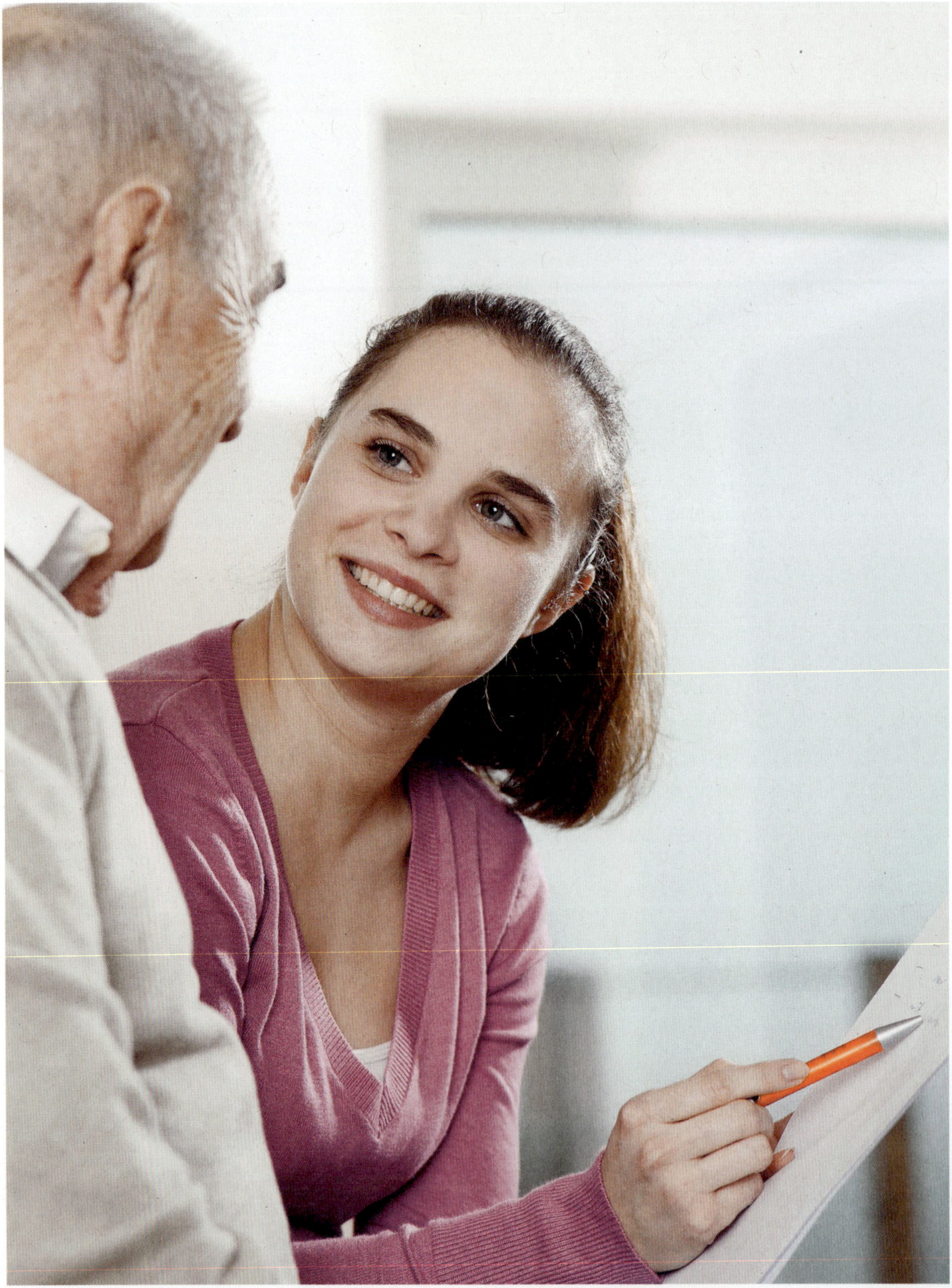

Beratung und Unterstützung

Damit die Pflege niemanden belastet, sollte sie auf mehrere Schultern verteilt werden. Auch auf dem Land oder für Alleinstehende gibt es immer mehr Möglichkeiten, Unterstützung zu finden. Allerdings müssen alle Beteiligten auch Hilfe annehmen können.

→ **Um den Pflegealltag** so gut wie möglich zu koordinieren, sollten alle an einem Strang ziehen. Dafür berufen Sie am besten einen Familienrat ein, in dem Sie alles besprechen können. Gegebenenfalls können Sie ihn um Freunde und Nachbarn erweitern. Entscheiden beispielsweise Geschwister mit den pflegebedürftigen Eltern gemeinsam, wie sie den Alltag gestalten wollen, und gibt es Nachbarn, die ab und zu kleine Besorgungen übernehmen, können viele Wünsche und Gedanken berücksichtigt werden. Das hilft, einer Überforderungssituation vorzubeugen.

Doch nicht immer läuft es bei der Pflege optimal. Ein Problem kann zum Beispiel sein, dass eine Person mit dem Großteil der Aufgaben betraut wurde. Das muss nicht böse gemeint sein, sondern kann auch passieren, wenn nur ein erwachsenes Kind in der Nähe der pflegebedürftigen Eltern wohnt oder wenn sich eine(r) in der Familie schon immer um die anfallenden Kleinigkeiten gekümmert hat. In solchen Situationen kommt es schnell zu Sätzen wie: „Du kannst das viel besser als ich", oder: „Ich würde ja helfen, aber ich wohne nun mal so weit weg". Oft übernimmt dann ein Angehöriger fast alle Aufgaben allein und sieht dafür keine Alternative. Doch wenn die Hauptpflegeperson langfristig überfordert ist, tut sie damit weder sich selbst noch dem Pflegebedürftigen einen Gefallen.

Um dem vorzubeugen, ist eine Pflegeberatung sinnvoll. Pflegebedürftige und Angehörige können sich dabei gemeinsam informieren, welche Angebote zur Unterstützung es grundsätzlich gibt und welche im konkreten Fall infrage kommen. Zu den Leistungen, die sich in den vergangenen Jahren stark weiterentwickelt haben, gehören beispielsweise Gruppenangebote in Wohlfahrtsverbänden, wo Pflegebedürftige einen oder mehrere Vor- oder Nachmittage pro Woche verbringen können. Alternativ kommen Ehrenamtliche zu Pflegebedürftigen nach Hause und gehen mit ihnen spazieren, basteln, backen, singen oder spielen gemeinsam. Auch gewerbliche Dienste können den Alltag erleichtern, etwa ein Menü-Bringdienst. Passende Unterstützungsleistungen sorgen im Idealfall dafür, dass der Pflegebedürftige mehr Abwechslung, Spaß und Kontakt zu anderen Menschen hat und die Pflegenden gleichzeitig entlastet werden.

Der Familienrat: Alle helfen mit

Ein Familienrat hilft dabei, dass jeder sich ein Bild machen und sich im Pflegealltag nach seinen Möglichkeiten einbringen kann.

Wie können wir die Pflege bestmöglich organisieren? Um eine Überlastung von vornherein zu vermeiden, sollte diese Frage im Familienrat nach Möglichkeit mit dem Pflegebedürftigen zusammen erörtert werden. Dabei ist nicht nur entscheidend, welche Unterstützung er im Alltag braucht. Auch die Erwartungen aller Beteiligten sollten angesprochen werden:

- Fühlt sich die pflegebedürftige Person einsam?
- Was wünscht sie sich?
- Ist das realisierbar?
- Was können und wollen Angehörige, Freunde und Nachbarn leisten?
- Wo sind persönliche Grenzen?

Wenn sich Angehörige dafür entscheiden, die Pflege zu übernehmen, muss ihnen klar sein, dass sich ihr Leben dadurch stark verändern wird. Vor allem, wenn noch eigene Kinder zu versorgen sind, erfordert die Pflege der Eltern oder Schwiegereltern ein hohes Maß an Kraft und Organisationstalent. Um die Pflege über einen längeren Zeitraum leisten zu können, sollte sich jeder Beteiligte folgende Fragen beantworten:

- Warum will ich pflegen? Aus Dankbarkeit, Pflichtgefühl, Erwartungshaltung, finanziellen Gründen?
- Wie ist meine Beziehung zum Pflegebedürftigen? Gab es häufiger Konfliktsituationen zwischen uns?
- Wie fühlt sich die Vorstellung an, diese Person für mehrere Jahre zu pflegen?
- Was möchte ich übernehmen? Organisation, Haushalt, Intimpflege?
- Bin ich bereit, für eine Weile auf eigene Hobbys zu verzichten?
- Wen würde ich vernachlässigen, wenn ich mir Zeit für die Pflege nehme? Ist das für beide Seiten akzeptabel?
- Welche Konsequenzen ergeben sich beruflich, wenn ich mein Leben an die Pflegesituation anpasse? Ist das für mich und meinen Partner in Ordnung?

Wenn sich alle Beteiligten über ihre Motivation und ihre Möglichkeiten im Klaren sind, ist es sinnvoll, eine Liste zu erstellen, aus der hervorgeht, wer welche Aufgaben übernehmen kann. Insbesondere die Pflege eines Demenzkranken ist eine körperlich und seelisch belastende Aufgabe, die sich ohne Hilfe kaum bewältigen lässt. Für Demenzkranke kann es sinnvoll sein, die Ergebnisse in einer Art Stundenplan festzuhalten, in dem notiert ist, wer wann für welche Aufgaben zuständig ist.

Die Aufgaben gerecht verteilen

Meist ist es nicht einfach, solche Dinge konfliktfrei zu klären. Häufig schätzen die Kinder die Situation anders ein als die Eltern oder als ein Elternteil. Manchmal sind sich die erwachsenen Kinder untereinander nicht einig, wie viel Hilfe notwendig und sinnvoll ist. Mitunter wohnt nur ein Kind in der Nähe der pflegebedürftigen Eltern und fühlt sich von den Geschwistern im Stich gelassen, die keine direkte Unterstützung leisten können oder wollen. Gerade in diesen Fällen kann ein Familienrat, zu dem alle persönlich erscheinen, hilfreich sein, um die Konfliktpunkte vor Ort zu besprechen. Außerdem ist es wichtig, dass auch entfernt wohnende Angehörige sich im späteren Pflegealltag einbringen.

Erwachsene Kinder, die selbst Nachwuchs haben, geraten allerdings schnell in eine Zwickmühle. Sie wollen weder ihre pflegebedürftigen Eltern noch ihre Kinder vernachlässigen. Vor allem Frauen geben dann häufig ihre Berufstätigkeit für eine Weile auf, um allen Familienmitgliedern gerecht zu werden. Das ist finanziell meist weder in der akuten Situation noch im Hinblick auf die eigene Rente sinnvoll. Besser ist es oft, die Arbeitszeit mithilfe der Pflegezeit-Regelungen lediglich zu reduzieren und einen Teil der Arbeit auf andere Schultern zu verteilen. Eine Variante kann so aussehen:

→ Margreth Singer, 88

Frau Singer ist seit mehreren Jahren demenzkrank. Im Alltag wirkt sich die Demenz mal mehr und mal weniger stark aus. Mittlerweile ist sie aber so weit fortgeschritten, dass ihr Mann Günther (89) sich nicht mehr alleine um seine Frau kümmern kann – zumal er selbst immer schlechter sieht und vor einigen Jahren einen Herzinfarkt hatte.

Die beiden wollen so lange wie möglich in ihrer Wohnung bleiben, in der Margreth zwar gelegentlich etwas verlegt, aber insgesamt noch relativ gut weiß, was wo ist und wo hingehört. Die vier erwachsenen Kinder, zwei Töchter und zwei Söhne, alle mit eigener Familie, besprechen mit ihren Eltern Folgendes.

Da nur die ältere Tochter, Miriam, in der gleichen Stadt wohnt, tritt sie im Job kürzer und unterstützt ihre Eltern. Zweimal pro Woche macht sie für ihre eigene Familie und die Eltern einen Großeinkauf und bringt alles Nötige bei den Singers vorbei. Dann bleibt sie noch zwei Stunden, hilft den Eltern bei organisatorischen Dingen und unterhält sich mit ihnen. Ihre drei Geschwister zahlen ihr einen Lohnersatz und einen kleinen Bonusbetrag, den Miriam für ihre Rente zurücklegt. An zwei Vormittagen, einmal unter der Woche und einmal am Wochenende, kommt eine Haushaltshilfe. Sie geht bei der Wäsche zur Hand und übernimmt einen Großteil der Putzarbeit. Außerdem wird einmal am Tag das Mittagessen von „Essen auf Rädern" geliefert. Die drei Geschwister, die nicht vor Ort wohnen, finanzieren einen Teil davon, sodass die Eltern keine allzu große Zusatzbelastung haben. Wenn die Demenz weiter fortschreitet, soll zusätzlich ein Pflegedienst kommen.

Die Finanzen übergibt Günther Schritt für Schritt an seinen jüngeren Sohn. Um medizinische Fragen soll sich der ältere Sohn kümmern, der Arzt ist. Die jüngste Tochter ist dafür verantwortlich, je einmal im Herbst und im Frühling ein gemeinsames Wochenende samt Familienwanderung, Anfahrt und Verpflegung zu organisieren. Sie finanziert das Ganze auch, da sie diejenige unter den Geschwistern ist, die am meisten verdient. So kann die Familie zweimal im Jahr einen unbeschwerten Kurzurlaub zusammen verbringen. Dadurch, dass die Arbeit unter den Geschwistern verteilt ist und manche Aufgaben an externe Dienstleister ausgelagert sind, fühlt sich niemand benachteiligt.

Nicht nur Pflegebedürftige, auch pflegende Angehörige haben oft Schwierigkeiten, Hilfe anzunehmen. Der Wunsch, allen gerecht zu werden, bringt vor allem Frauen häufig an die Grenzen der Belastbarkeit und darüber hinaus. Lassen Sie das nicht zu. Überlegen Sie, welche Unterstützung es gibt, und nehmen Sie die Angebote an. Es tut weder Ihnen noch dem Pflegebedürftigen gut, wenn Sie sich komplett verausgaben.

Wenn Sie die Person in der Familie sind, die das meiste organisiert, dann machen Sie im Familienrat deutlich, dass Sie den Pflegealltag nicht alleine übernehmen können und wollen. Nur wenn Sie sich nicht überfordern, können Sie sich langfristig um die Pflege und die vielen Kleinigkeiten des Alltags kümmern. Neben Hilfe von Freunden und Verwandten gibt es zahlreiche Möglichkeiten, kleine Arbeiten an kostenpflichtige oder ehrenamtliche Dienste auszulagern. Welche davon in der Nähe angeboten werden und wie viel die Pflegekasse zuzahlt, kann Ihnen ein Pflegeberater sagen. Welche Entlastung Pflegeprofis zusätzlich bringen können, erfahren Sie im folgenden Kapitel „Zu Hause gut gepflegt" ab S. 95.

Was tun, wenn die Eltern Hilfe ablehnen?

Braucht ein Elternteil Pflege, kommt es nicht selten vor, dass die Koordinierung stark erschwert wird, weil die Eltern Hilfe ablehnen. In solchen Fällen ist es meist in Ordnung, wenn die Tochter ab und an mal den Einkauf übernimmt, aber von einer regelmäßigen Unterstützung oder gar einer Einstufung in einen Pflegegrad wollen sie nichts wissen. Manchmal ist nur ein Elternteil hilfebedürftig und der gesündere Partner verweigert regelmäßige Unterstützung. Dann ist es meist am besten, wenn sich die Angehörigen zunächst alleine treffen und das weitere Vorgehen besprechen.

Wichtig ist vor allem, darüber nachzudenken, woher der Widerstand kommt. Insbesondere Frauen, die in den 1930er- oder 1940er-Jahren geboren sind, haben sich häufig ihr Leben lang um andere gekümmert. Wenn ihr Partner pflegebedürftig wird, wollen sie die Unterstützung oft alleine übernehmen. Die Vorstellung, das nicht mehr tun zu dürfen und somit an Sinn und Bestätigung zu verlieren, ist für diese Frauen schmerzhaft. Da solche Prozesse häufig unterbewusst ablaufen, entsteht ein großer Widerstand – scheinbar ohne Grund.

Auch Männer können sich damit schwertun, Hilfe von außen anzunehmen. Wenn die Ehefrau den Alltag nicht mehr organisieren kann, sind viele Männer der gleichen Generation ebenfalls überfordert. Sie können und wollen nicht verstehen, dass ihre Frau auf einmal selbst Hilfe braucht. Gleichzeitig sind sie aber oftmals nicht in der Lage, die fehlenden Fertigkeiten auszugleichen. Ein diffuser Widerstand gegen offensichtlich notwendige Hilfe kann die Folge sein.

In allen Fällen ist es wichtig, einfühlsam mit dem Widerstand der Eltern umzugehen. Neutrale Argumente bewirken meist wenig oder nichts. Besser ist es, kleine Änderungen auszutesten. So kann man beispielsweise die Haushaltshilfe anpreisen, indem man betont, dass die Eltern sie redlich verdient haben. Außerdem hätten sie dann mehr Zeit für Hobbys, Ausflüge oder Enkelbetreuung. Das kann vor allem Gehör finden, wenn die Eltern sonst das Gefühl haben, nicht mehr gebraucht zu werden. Eine weitere Option besteht darin, ein Hilfsangebot erst einmal zu testen. Falls es den Eltern gefällt, können sie es behalten. Solche Testleistungen führen oft dazu, dass die Hilfe doch als sehr angenehm empfunden und beibehalten wird.

Sollte ein Mensch partout jegliche Unterstützung ablehnen, helfen Pflegeberatungsstellen weiter. Deren Mitarbeiter können dank ihrer Schulung und Erfahrung oft die entscheidenden Ratschläge geben. Auch psychologische Onlineberater für pflegende Angehörige kennen wertvolle Hinweise. Ein unabhängiges und kostenfreies Portal mit passwortgeschützter Beratung finden Sie unter www.pflegen-und-leben.de.

Manchmal kann der Hausarzt oder ein Mediator die richtige Anlaufstelle sein, vor allem, wenn Eltern ihre erwachsenen Kinder in wichtigen Fragen nicht ernst nehmen. Der gleiche Ratschlag wird dann oft akzeptiert, wenn nicht das Kind, sondern ein Außenstehender ihn äußert. Hilft all das nicht, können die Angehörigen nur abwarten. Niemand kann gezwungen werden, Pflege- und Hilfsleistungen in Anspruch zu nehmen, solange er nicht nach gerichtlicher Anordnung unter Betreuung steht.

Gut zu wissen

Mediatoren helfen, Konflikte in der Familie zu lösen. Ein Mediator lässt sich in ein bis fünf Sitzungen die Situation von den einzelnen Familienmitgliedern erklären und versucht dann, die Probleme neutral zusammenzufassen und Lösungsvorschläge zu machen. Einige arbeiten ehrenamtlich für Beratungsstellen, die meisten professionellen Mediatoren nehmen zwischen 150 und 300 Euro pro Stunde. Einen Mediator in Ihrer Nähe kann Ihnen Ihr Pflegestützpunkt empfehlen – oder Sie schauen auf der Webseite der Bundes-Arbeitsgemeinschaft für Familien-Mediation unter www.bafm-mediation.de im Bereich „Mediator/innensuche" nach.

Beratung vor Ort nutzen

Sie haben einen Anspruch auf eine kostenlose Pflegeberatung. Nutzen Sie diese Option. Ein Pflegeberater kann Ihnen bei der Planung der Pflege und mit Anträgen helfen.

Welche Pflegeberatung für Sie die richtige ist, hängt von Ihrem Wohnort und der Situation ab. Häufig gibt es in der Stadt mehr Pflegeberater als auf dem Land. Und wer durch einen Schlaganfall pflegebedürftig geworden ist, braucht in der Regel eine andere Beratung als ein Demenzkranker. Für alle Lebenslagen sollte es aber jemanden geben, der Ihnen vor Ort, telefonisch, im Internet oder zu Hause die passenden Informationen für Ihre Situation liefern kann. Dazu gehören Antworten auf die Fragen:

- Welche Hilfsmittel gibt es, damit der Pflegebedürftige möglichst selbstständig leben kann?
- Woher bekommen wir diese?
- Wie können wir dafür Gelder von der Pflege- oder Krankenkasse beantragen?
- Muss der Hausarzt oder die Klinik dafür Atteste ausstellen?
- Welche Leistungen gibt es in unserer Situation von der Pflegekasse?
- Welche Pflegedienste und stationären Einrichtungen gibt es in der Nähe?
- Woher können wir Unterstützung im Alltag bekommen?
- Was müssen wir noch wissen, um die weitere Pflege organisieren zu können?

Gespräch beim Pflegeberater

Die Beratung muss neutral und kostenlos sein. Einen bestimmten Pflegedienst oder ein einzelnes Heim darf der Berater nicht empfehlen. Er kann aber eine Liste der möglichen Dienstleister in der Umgebung aushändigen. Auch allgemeine Tipps für eine gute Wahl darf der Berater Ihnen geben.

Auf Wunsch erstellen die Berater mit dem Pflegebedürftigen und den Angehörigen zusammen einen individuellen Pflegeplan, in dem beispielsweise festgelegt wird, wer wann wo welche Hilfe leistet. Außerdem helfen sie beim Ausfüllen von Formularen und verweisen bei Bedarf an Spezialisten in der Umgebung.

Die Stützpunkte werden größtenteils von den Pflegekassen finanziert. Sie müssen sich aber keinen Stützpunkt Ihrer Pflegekasse suchen, sondern dürfen sich überall beraten lassen. Es muss auch nicht unbedingt der nächstgelegene Pflegestützpunkt sein. Oft ist das aber sinnvoll, da die Berater die Situation vor Ort gut kennen. Wenn Sie den Eindruck haben, dass Ihr Berater nicht genug auf Ihre Situation eingeht, können Sie sich jederzeit an einen anderen Berater oder einen anderen Pflegestützpunkt wenden.

Checkliste

Eine passende Beratung finden

Entscheidend ist, dass Sie sich je nach Situation an die richtigen Ansprechpartner wenden. Die Beratung sollte kostenlos und individuell sein.

- ☐ **Im Krankenhaus.** Wird nach einem Unfall oder einer Krankheit in der Klinik klar, dass Ihr Angehöriger pflegebedürftig wird, wenden Sie sich am besten an den Sozialdienst der Klinik. Er kann Ihnen sagen, ob Anspruch auf eine Reha-Maßnahme besteht, welche Unterstützungsleistungen und Hilfsmittel Ihr Angehöriger vermutlich brauchen wird und wie Sie diese beantragen.

- ☐ **Bei Pflegestützpunkten.** Hat sich der Zustand eher schleichend verschlechtert, sind die Pflegestützpunkte der Länder die besten Ansprechpartner. Vereinbaren Sie telefonisch einen Beratungstermin und notieren Sie sich bis dahin alle wichtigen Fragen. Bringen Sie zum Gespräch alle bereits vorhandenen Pflegeunterlagen mit. Die Mitarbeiter der Beratungsstellen wissen, welche Hilfen es wo gibt und wie Sie diese beantragen und finanzieren können. Machen Sie sich während des Gesprächs Notizen und bitten Sie um schriftliche Informationen, insofern diese vorliegen.

- ☐ **Im Verband.** Auch Wohlfahrtsverbände wie AWO, Deutsches Rotes Kreuz, Malteser, Caritas und Diakonie beraten persönlich vor Ort. Meist bieten die Verbände auch einen Pflegedienst oder andere Unterstützungsmöglichkeiten an. Über Ansprüche, Hilfsmittel und die Leistungen der Pflegekassen können die Verbände neutral informieren. Wenn es um konkrete Hilfe geht, schlagen sie allerdings unter Umständen einen eigenen Dienst vor.

- ☐ **Im Haus oder in der Wohnung.** Ist eine komplexe Pflegesituation zu klären, können Sie um eine Beratung beim Pflegebedürftigen zu Hause bitten. Dort kann der Berater die Situation am besten einschätzen und sehen, welche Hilfsmittel oder Umbaumaßnahmen nötig sind. Sie können dann gemeinsam die nötigen Anträge vorbereiten und das weitere Vorgehen koordinieren.

→ Einen Pflegestützpunkt finden

Die nächstgelegene Beratung können Sie unter www.pflegestuetzpunkte-online.de oder www.pflegestuetzpunkte-deutschlandweit.de suchen. Nur in Sachsen und Sachsen-Anhalt gibt es statt Pflegestützpunkten die vernetzte Pflegeberatung. Weitere Informationen dazu finden Sie auf den Seiten www.pflegenetz.sachsen.de und www.pflegeberatung-sachsen-anhalt.de. In vielen Regionen gibt es außerdem freie Pflegeberater, die auf www.bvpp.org/anbieter gelistet sind.

Falls es keine adäquate Beratung in Ihrer Nähe geben sollte, haben Sie dennoch einen Anspruch darauf. Machen Sie das der Kasse des Pflegebedürftigen deutlich. Denn auch wenn die Beratungssituation schlecht ist, muss die Pflegekasse dafür sorgen, dass Sie innerhalb von zwei Wochen beraten werden, wenn Sie das wollen. Falls Sie dafür in eine weiter entfernte Stadt fahren müssen und nicht die Zeit dafür haben, ist häufig eine telefonische Beratung möglich.

Alternativ können Sie den Berater auch zum Pflegebedürftigen nach Hause bestellen. Scheuen Sie sich nicht, nach dieser Möglichkeit zu fragen, denn das kann eine sinnvolle Maßnahme sein. Wenn Ihr Angehöriger bald im Rollstuhl sitzen wird oder aus anderen Gründen voraussichtlich Umbaumaßnahmen anstehen, sollten Sie in jedem Fall nach einem Hausbesuch fragen.

In immer mehr Regionen bilden sich außerdem Pflegebegleiter-Initiativen. Das in Hessen gestartete Projekt schult Ehrenamtliche in der Beratung von Pflegenden. Reicht deren Wissen nicht aus, können die Ehrenamtlichen an professionelle Ansprechpartner verweisen. Weitere Informationen dazu finden Sie unter www.pflegebegleiter.de.

▶ **Für einen allgemeinen Überblick** können Sie sich im Internet auf den Seiten der einzelnen Pflegekassen informieren. Die Privatversicherungen haben außerdem auf der Seite **www.compass-pflegeberatung.de** wichtige Informationen zur Pflege zusammengestellt. Privatversicherte haben bei compass auch die Möglichkeit, sich kostenfrei telefonisch beraten zu lassen: unter der Nummer **0800 1018800.**

Wohnberatung nutzen

Wenn Sie sich zum ersten Mal mit dem Thema Pflegebedürftigkeit beschäftigen, ist es oft sinnvoll, neben einer Pflegeberatung eine Wohnberatung in Anspruch zu nehmen. Speziell geschulte Berater kommen dann zum Pflegebedürftigen nach Hause und machen Vorschläge, wie Sie die einzelnen Räume sicherer und lebenswerter gestalten können. Dabei geht es nicht immer um den großen Badumbau. Auch kleine Änderungen können eine große Wirkung haben.

Je älter jemand wird, desto wichtiger wird es, sich bei allen Einrichtungsgegenständen zu fragen: Dient es mir oder steht es dort nur aus lieber Gewohnheit? Ein Wohnberater kann Ihnen dabei helfen, eine objektivere Sicht auf die eigenen vier Wände oder die der Eltern zu bekommen. Einen Berater vor Ort kann Ihnen die zuständige Stelle Ihres Bundeslandes nennen. Deren Ansprechpartner finden Sie auf der Internetseite www.wohnungsanpassung-bag.de im Bereich „Beratungsangebote".

Kleine Veränderungen

Wenn Sie zunächst einmal alleine einen bewussten Streifzug durch die Wohnung oder das Haus Ihres pflegebedürftigen Angehörigen machen wollen, achten Sie dabei in den einzelnen Räumen auf die folgenden Kleinigkeiten.

Im Flur

- **Ist das Licht eher eine Funzel?** Mit zunehmendem Alter dauert es länger, bis die Augen sich vom Tageslicht ans Innenlicht gewöhnt haben. Tauschen Sie deshalb bei Bedarf die alte Glühbirne gegen eine neue LED aus. Diese braucht auch nur ein Zehntel des Stroms.
- **Liegt ein Läufer im Flur?** Eventuell mit umgeklappten Ecken? Alte Fußabtreter oder Läufer werden schnell zur Stolperfalle, wenn jemand nicht mehr so gut auf den Beinen ist. Überlegen Sie, ob der Fußabtreter wirklich nötig ist. Wenn ja, kleben Sie die Ecken mit starkem, doppelseitigem Klebeband fest.
- **Stehen Möbel oder Schuhe im Weg?** Viele Flure stellen sich im Laufe der Zeit wie von selbst voll. Sortieren Sie radikal aus, sodass im Flur genug Platz ist. Sinnvoll ist ein stabiler Hocker oder eine Bank, um die Schuhe zu wechseln und die Tasche zu packen.

Im Wohnzimmer

- **Gibt es Sitzmöbel für zwölf Personen?** In vielen Seniorenhaushalten stehen mehr als ein Sofa und diverse Sessel, falls mal die ganze Familie zu Besuch kommt. Im Alltag stehen die Sitzgelegenheiten aber eher im Weg. Überlegen Sie, ob Sie an Weihnachten auch auf einem Stuhl sitzen und die überzähligen Sessel weitergeben können.
- **Kommt Ihr Angehöriger noch aus dem Sessel?** Viele ältere Menschen versinken nahezu in den Tiefen ihres Lieblingssessels. Um das Aufstehen zu erleichtern, können Sie diesen mit Holzklötzen aufbocken und gegebenenfalls neu aufpolstern lassen. Das geht auch beim Sofa. Entsprechende Beratung und die nötigen Materialien finden Sie beim Raumausstatter, Polsterer, Schreiner, in speziellen Seniorenshops oder im Sanitätshaus.
- **Ist der Couchtisch sehr niedrig?** Viele Beistelltische haben diesen Nachteil. Der Effekt wird noch verstärkt, wenn Sie Sofa und Sessel aufbocken. Besorgen Sie

nach Möglichkeit eine Erhöhung für den Couchtisch oder L-förmige Tablett-Tische mit Rollen, die sich bei Bedarf seitlich über den Schoß schieben lassen.

- **Was ist mit Licht und Teppichen?** Auch im Wohnzimmer sollten Sie die Lichtverhältnisse und die Sturzgefahr durch Teppiche überprüfen. Wenn Ihr Angehöriger es gerne gemütlich hat, ist eine Kombination aus einer schummerigen Deckenbeleuchtung und einer hellen Leselampe mit LED sinnvoll. Letztere gibt es häufig auch mit Fernbedienung oder Fußauslöser.

In der Küche

- **Sind die Dinge immer zu weit weg?** Viele Küchen wurden einmal eingerichtet und seitdem nicht mehr verändert. Denn die Töpfe standen schon immer ganz unten. Wenn Ihr Angehöriger nicht mehr so gut runter und nicht mehr so weit rauf kommt, ist es sinnvoll, einige Schränke umzusortieren. Zwar werden Sie alle bei den ersten Malen intuitiv ins falsche Fach greifen, doch langfristig ist es besser, wenn Ihr Angehöriger an die Dinge, die er häufig braucht, selbst herankommt.
- **Muss man in der Küche stehen?** Viele sind es gewohnt, im Stehen zu kochen und zu schnippeln. Das fällt aber mit zunehmendem Alter immer schwerer. Sorgen Sie dafür, dass es eine Sitzgelegenheit mit guter Beleuchtung zum Arbeiten gibt. Auch Handläufe sind sinnvoll, falls der Topf doch schwerer war als gedacht und Ihr Angehöriger mal das Gleichgewicht verliert.
- **Ist der Herd wirklich ausgeschaltet?** Die meisten Unfälle passieren im Haushalt. In der Küche ist die Gefahr für Brände besonders groß. Um sie zu senken, können Sie einen Sicherheitsmechanismus in den Herd einbauen lassen. Dann geht dieser nach einer festgelegten Zeit oder bei Erreichen einer bestimmten Temperatur automatisch aus. Ein Wohnberater kann Ihnen ein Fachgeschäft in Ihrer Nähe nennen.

Im Badezimmer

- **Ist die Toilette angenehm niedrig für Kinder?** Dann haben ältere Menschen oft Probleme, wieder hoch zu kommen. Eine Lösung sind Toilettensitze. Allerdings müssen diese sehr regelmäßig gereinigt werden, weil die Wasserspülung nicht bis an den Kunststoffrand des Sitzes reicht. Eine Alternative besteht darin, die Toilette selbst zu erhöhen. Moderne Toilettenschalen lassen sich an das alte Rohr anschließen, sind aber in sich höher.
- **Hält sich Ihr Angehöriger an der Duschstange fest?** Diese ist kein Haltegriff! Sollte Ihr Angehöriger tatsächlich plötzlich ausrutschen, kann der abrupte Zug die Stange von der Wand reißen. Deutlich sicherer und stark emp-

fohlen sind stabile Handgriffe. Bringen Sie solche nicht nur in der Dusche an, sondern auch neben der Toilette und an weiteren Orten in der Wohnung, wo sie gebraucht werden.

Im Schlafzimmer

- **Ist das Bett so gemütlich, dass man daraus kaum aufstehen kann?** Für das Bett gilt meist das Gleiche wie für das Sofa. Um gut aus dem Bett aufstehen zu können, lässt sich auch dieses mit wenigen Holzklötzen aufbocken. Ein verstellbarer Lattenrost und eine höhere Matratze können außerdem die Schlafqualität deutlich erhöhen.
- **Geht ihr Angehöriger nachts im Dunkeln auf die Toilette, um niemanden zu wecken?** Was in jungen Jahren problemlos funktioniert, klappt irgendwann nicht mehr selbstverständlich. Moderne Lichtleisten können zumindest das Beleuchtungsproblem in der Nacht lösen. Bewegungssensitive Lichtbänder schalten sich automatisch an, wenn jemand aufsteht, und beleuchten seinen Weg. Der Partner wird dabei nicht vom Licht geweckt, weil es nicht bis auf die andere Bettseite leuchtet.

Auf dem Weg nach draußen

- **Hat die Hauswand schon eine Schleifspur?** Manchen Häusern sieht man an, wo ein Handlauf sein müsste, weil sich ein Bewohner, der unsicher auf den Beinen ist, immer dort an der Wand festhält. Gibt es solche Spuren, fragen Sie Ihren Angehörigen, ob er sich einen Handlauf wünscht. Zwar ist ein Handlauf außen am Haus noch kein üblicher Anblick, aber das bedeutet ja nicht, dass Sie sich in Ihrer Familie das Leben schwerer machen müssen als nötig. Seien Sie Vorreiter und reduzieren Sie die Unfallgefahr.

Neben diesen Beispielen gibt es noch viele weitere Möglichkeiten, die Wohnung mit kleinen Änderungen sicherer und komfortabler zu gestalten. Bei allen Sicherheitsaspekten sollten aber stets auch die Wünsche des Pflegebedürftigen berücksichtigt werden. Schließlich soll er sich in seinem Zuhause weiterhin wohlfühlen.

Fördermittel für Umbauten

Manchmal reichen kleine Maßnahmen nicht aus, sondern es ist ein größerer Umbau nötig, weil der Pflegebedürftige nicht mehr in die Badewanne hineinkommt oder in Zukunft auf einen Rollator angewiesen ist. Ein Wohnberater kann Ihnen individuelle Ratschläge geben und gleichzeitig erklären, ob und für welche Umbauten Sie finanzielle Unterstützung bekommen. Regionale Ansprechpartner finden Sie auf der Internetseite der Bundesarbeitsgemeinschaft Wohnungsanpassung unter www.wohnungsanpassung-bag.de im Bereich „Beratungsangebote“ oder im Pflegestützpunkt. Dort können Sie sich auch nach einem geeigneten Baubegleiter erkundigen.

Zuschüsse gibt es beispielsweise von der Pflege- oder Krankenkasse, von der Kreditanstalt für Wiederaufbau (KfW) und aus örtlichen Finanztöpfen. Um zu entscheiden, ob und welche Förderung infrage kommt, sollten Sie zuerst die genauen Umbauten planen. Anschließend können Sie einen Pflegeberater fragen, ob und welche regionalen Förderprogramme es für Ihr Bauvorhaben gibt und ob ein Zuschuss von der Pflege- oder Krankenkasse möglich wäre.

Von der KfW können Sie entweder einen Zuschuss oder einen Kredit erhalten:

- **Investitionszuschuss 455.** Entweder gibt es bis zu 5 000 Euro für einzelne Maßnahmen zur Barrierereduzierung, wie etwa den Umbau des Badezimmers, oder es gibt bis zu 6 250 Euro für einen Umbau, der dem Standard „Altersgerechtes Haus“ entspricht. Was für Sie infrage kommt, erfahren Sie auf der Webseite der KfW unter www.kfw.de, Suchbegriff: „455“. Dort finden Sie auch alle nötigen Antragsformulare und Details zur Durchführung.
- **Kredit 159.** Alternativ können Sie einen Kredit bis maximal 50 000 Euro pro Wohneinheit von der KfW erhalten. Gerade Senioren bekommen häufig keinen oder nur einen überteuerten Kredit bei ihrer Hausbank. Die KfW vergibt Kredite zu sehr günstigen Konditionen und unabhängig vom Alter. Weitere Informationen finden Sie unter www.kfw.de, Suchbegriff: „159“. Details erfahren Sie im Merkblatt „Altersgerecht Umbauen“, das in der Liste der Suchergebnisse erscheint. Bei Bedarf können Sie den Kredit mit einem Kredit für die energetische Sanierung kombinieren. Ein Beispiel dafür finden Sie, wenn Sie das Merkblatt aufgerufen haben, unter dem Reiter „Beispiele“.

Alle Zuschüsse und Kredite müssen Sie beantragen, bevor die Handwerker starten. Für die bessere Planung ist ein Kostenvoranschlag sinnvoll. Den KfW-Kredit beantragen Sie über einen Finanzierungspartner der KfW. Das kann eine Bank, Sparkasse oder Versicherung sein. Sie erhalten den Kredit daraufhin entweder in einem Rutsch oder in Teilmengen binnen zwölf Monaten nach der Antragstellung. Die Tilgung ist auf verschiedene Weisen möglich.

Die Zuschüsse beantragen Sie über Hausformulare der KfW-Bank, des zuständigen Amtes oder der Kranken- oder Pflegekasse. Erst wenn Ihr Antrag geprüft und bewilligt wurde, kann der Umbau beginnen. Sie erhalten die Zuschüsse in der Regel, nachdem Sie nachgewiesen haben, dass die Umbauten abschlossen sind und bezahlt wurden. Hierfür sind eine Rechnung und eine Überweisung wichtig. Beträge, die in bar bezahlt wurden, gelten meist nicht. Den KfW-Zuschuss müssen Sie spätestens sechs Monate nach der Antragstellung anfordern.

Pflege praktisch lernen

Die Pflegekassen finanzieren Kurse, in denen Angehörige sowohl Fakten als auch praktische Hilfe lernen. Sie tragen dazu bei, dass ihnen die Pflege leichter von der Hand geht.

Um den Pflegealltag und den täglichen Umgang miteinander zu erleichtern, bieten die Pflegekassen nicht nur theoretische Beratungen, sondern auch verschiedene Varianten von Pflegekursen an. Dort lernen Angehörige zum einen, wie sie einen Pflegebedürftigen ganz konkret versorgen können. Zum anderen wird Faktenwissen über verschiedene Krankheiten und Alterserscheinungen vermittelt und die Angehörigen üben, sich in die Lage des Pflegebedürftigen hineinzuversetzen. Das soll eine optimale Versorgung durch Laien ermöglichen. Außerdem geht die Pflege dann leichter von der Hand, weil die Angehörigen beispielsweise richtig heben und wissen, wie sie sich verhalten sollten, damit die Fähigkeiten der Pflegebedürftigen möglichst lange erhalten bleiben. Das Stichwort ist hier „aktivierende Pflege". Die Schulungen sind für jeden offen. Ein Pflegegrad eines Angehörigen ist keine Voraussetzung.

Die Kurse sind von Region zu Region verschieden aufgebaut, da die Pflegekassen sie meist an Wohlfahrtsverbände oder andere Anbieter auslagern. Grob kann man zwischen zwei Pflegekurs-Konzepten unterscheiden:

- **Umfassende Kurse.** Manche Schulungen sind wie ein VHS-Kurs aufgebaut. Es gibt mehrere Sitzungen, verteilt über mehrere Wochen, in denen Sie Pflegetipps für verschiedene Situationen lernen und üben. Sie erfahren, welche Hilfsmittel es gibt, wie Sie diese beantragen und optimal nutzen. Außerdem machen Sie praktische Übungen, um selbst bei der Pflege keinen Schaden zu nehmen. Der Kurs ist sehr umfassend und bereitet auf verschiedene Situationen und Entwicklungen vor.
- **Spezielle Kurse.** Manchen dauern die umfassenden Kurse zu lange. Sie müssen beispielsweise einen Demenzkranken versorgen und haben keine Zeit, sich mit den Schwierigkeiten eines Herzkranken auseinanderzusetzen. Dann sind individuelle Kurse besser geeignet. Sie dauern in der Regel nur wenige Stunden und finden entweder in der Gruppe oder als Einzelschulung beim Pflegebedürftigen zu Hause statt. Diese Kursvariante ist sehr individuell, man verpasst aber eventuell Informationen, die man im großen Kurs bereits für später mitbekommen hätte.

In allen Kursvarianten erklärt und zeigt eine Pflegefachkraft den Angehörigen, was sie jeweils wissen und können sollten. Häufig kann auch ein Rollentausch ausprobiert werden. Wenn der Angehörige sich einmal von der Pflegefachkraft vom Bett oder Tisch in den Rollstuhl befördern lässt, spürt er am eigenen Leib die Unterschiede zwischen verschiedenen Methoden.

Welche Kurse es in Ihrer Nähe gibt, kann Ihnen ein Berater oder die Pflegekasse sagen. Fragen Sie am besten sowohl bei der Pflegekasse des Pflegebedürftigen als auch bei Ihrer eigenen Kasse nach, wenn es unterschiedliche Versicherungen sind. In der Regel würden beide Ihnen den Kurs finanzieren. Falls sie aber verschiedene Kurse anbieten, können Sie sich den aussuchen, der am besten zu Ihren Bedürfnisse passt. Wenn Sie nach einiger Zeit erneut einen Pflegekurs besuchen wollen, ist auch das möglich. Die Kostenübernahme ist nicht auf einen Pflegebedürftigen oder einen Angehörigen begrenzt.

Mit Überforderung umgehen

Die Pflege eines Angehörigen ist anstrengend. Es ist wichtig, Signale von Überlastung zu erkennen und gegenzusteuern.

Wer sich zu sehr für den anderen aufopfert, wird früher oder später selbst krank. Daher ist es wichtig, sich als Pflegender nicht selbst aus den Augen zu verlieren. Mitunter geschieht das unbemerkt, da der Zustand der geistigen und körperlichen Erschöpfung irgendwann normal erscheint. So kann ein Teufelskreis entstehen, in dem die pflegende Person immer schwächer wird und versucht, das durch mehr Anstrengung auszugleichen, um nicht zu „versagen". Oftmals ziehen sich Pflegende immer mehr zurück und fühlen sich gleichzeitig von ihrer Umwelt im Stich gelassen. Manchmal entlädt sich der angestaute Druck sogar dadurch, dass dem Pflegenden die Hand ausrutscht.

Um es nicht so weit kommen zu lassen, ist es wichtig, dass Sie als Angehörige auch auf sich selbst achten. Das kann auf mehrere Arten geschehen. Nehmen Sie zunächst typische Stressfaktoren wahr, die eine latente Überforderung begünstigen oder verstärken können:

- keine Zeit mehr für Entspannung und Hobbys

- immer weniger Zeit für Freunde, mit denen Sie früher viel unternommen und über alles geredet haben
- häufige Konflikte mit dem Partner und/oder den Kindern
- ein permanentes Gefühl, „Bereitschaftsdienst" zu haben
- zunehmende Überforderung, Job und Pflege unter einen Hut zu bekommen
- Schlafmangel
- bürokratischer Stress, alle Leistungen zu erhalten und die Angelegenheiten des Pflegebedürftigen regeln zu können

Nimmt die Überforderung überhand, reagieren Körper und Geist darauf. Folgende Signale sind keineswegs normal, sondern vermutlich ein Zeichen für eine zu hohe Belastung:

- häufige Kopf-, Rücken- oder Gelenkschmerzen
- dauerhaft erhöhter Blutdruck
- Magen-Darm-Beschwerden
- Herz-Rhythmus-Störungen
- Schlafstörungen
- regelmäßige Infekte durch eine schwache Immunabwehr
- ungewöhnlich geringer oder starker Appetit
- plötzlich auftretende panische Angst
- lange Grübelphasen ohne Ergebnis
- ein Gefühl der permanenten Überforderung und Hilflosigkeit
- völlige Antriebslosigkeit in kurzen Ruhephasen
- zunehmende Vernachlässigung des eigenen Körpers

Sich Auszeiten gönnen

Wenn Pflegende eine solche Überforderung zulassen, dann geschieht das häufig, weil sie ihren pflegebedürftigen Angehörigen nicht im Stich lassen wollen. Doch gerade eine andauernde Überlastung kann dazu führen, dass Pflegende krank werden und für eine längere Zeit ausfallen. Daher sollten sie sich lieber regelmäßig kleine Auszeiten gönnen, um langfristig weiter für die Familie da sein zu können. Diese Freiräume entstehen, wenn man Hilfe von außen zulässt.

Planen Sie die Pflege von Anfang an so, dass Sie an mindestens einem Tag pro Woche keine Pflege und keine sonstigen Besorgungen für Ihren Angehörigen erledigen. Unternehmen Sie an diesem Tag etwas Schönes. Alleine oder mit Ihrem Partner, mit Freunden oder mit den Kindern. Tanken Sie neue Kraft, damit Sie den Pflegealltag weiterhin schaffen.

Auch auf Ihren Urlaub sollten Sie nicht komplett verzichten. In den meisten Situationen ist es möglich, die Pflege ein- bis zweimal pro Jahr für eine oder zwei Wochen in fremde Hände zu legen oder gemeinsam mit dem Pflegebedürftigen zu verreisen. Wichtig dafür ist eine detaillierte Organisation. Wenn Sie alleine in den Urlaub fahren wollen, planen Sie die Reise frühzeitig und organisieren Sie Hilfe von anderen Familienmitgliedern, Nachbarn, Freunden und eventuell einem Pflegedienst. Ab dem Pflegegrad 2 können Sie eine Pflegevertretung für bis zu sechs Wochen im Jahr von der Pflegekasse finanzieren lassen. Wenn Sie gemeinsam verreisen wollen, fragen Sie einen Pflegeberater, ob er Ihnen bei der Planung helfen kann. Unter dem Stichwort „Pflegehotel" finden Sie im Internet Unterkünfte, die auf die Bedürfnisse von Pflegebedürftigen ausgerichtet sind.

Mit Gleichgesinnten sprechen

Ein Problem für viele Pflegende besteht darin, dass Nichtpflegende kaum nachvollziehen können, wie ihr Alltag aussieht und sich anfühlt. Gleichzeitig fehlen vielen die Kraft und die Lust, ständig erklären zu müssen, was gerade vor sich geht. Manche Pflegende schämen sich auch dafür, was ihr Angehöriger nicht mehr kann oder wie er sich manchmal verhält. Gerade Angehörige von Demenzkranken leiden häufig darunter, dass der geliebte Mensch nicht nur immer hilfebedürftiger wird, sondern sich meist auch sein Wesen verändert. Die unvorhersehbaren Stimmungsschwankungen machen die Pflege eines Demenzkranken besonders schwierig.

> **Manchmal hilft es, über unfreiwillig komische Situationen gemeinsam zu lachen.**

Gut zu wissen

Manche Anbieter haben sich auf Urlaubsreisen von Familien mit pflegebedürftigen Angehörigen spezialisiert. Sie helfen bei der Planung und bei der Pflege am Urlaubsziel. Die Situation vor Ort wird vorher geprüft und die Anreise inklusive aller nötigen Hilfsmittel organisiert. Diese Form des Urlaubs hat den doppelten Vorteil, dass die Pflegenden sich erholen können und die Pflegebedürftigen aus ihren vier Wänden herauskommen. Ein schlechtes Gewissen muss niemand haben: Die Pflegenden lassen niemanden alleine und die Pflegebedürftigen machen den Urlaub nicht unmöglich. Weitere Informationen finden Sie auf der Webseite www.urlaub-und-pflege.de.

Dann ist es hilfreich, sich mit anderen auszutauschen, die in einer vergleichbaren Lage sind. Längst gibt es in vielen Regionen Selbsthilfegruppen für pflegende Angehörige, in denen man sich offen unterhalten und wertvolle Tipps weitergeben kann. Oft tut es gut, Wut herauslassen oder über Hilflosigkeit sprechen zu können und sich verstanden zu fühlen, weil die anderen schon ähnliche Erfahrungen gemacht haben. Und manchmal hilft es, über unfreiwillig komische Situationen gemeinsam zu lachen, die man Nichtpflegenden gar nicht begreiflich machen könnte.

Wer keine Zeit für persönliche Treffen hat oder eine distanziertere Variante des Austauschs bevorzugt, kann in Internetforen mit anderen pflegenden Angehörigen kommunizieren. Nach der Registrierung haben Sie Zugriff auf den privaten Bereich, der im restlichen Internet nicht einsehbar ist. Das hat den Vorteil, dass Sie zeit- und ortsunabhängig den Austausch suchen können. Zum Teil bieten die Foren auch Praxistipps und Informationen für verschiedene Pflegesituationen. Bekannte Foren finden Sie beispielsweise unter

- forum.pflegenetz.net,
- elternpflege-forum.de und
- www.pflegendeangehoerige.info.
- Auf www.wegweiser-demenz.de/weblog-und-forum, dem Ratgeberforum des Bundesfamilienministeriums, beantworten geschulte Fachkräfte Fragen zur Pflege von Demenzkranken.

Psychologische Beratung

Manchmal reicht allerdings ein Gespräch unter Gleichgesinnten nicht aus. Vor allem, wenn die Überlastung so weit fortgeschritten ist, dass eine pflegende Person einmal oder mehrmals gewalttätig geworden ist, wird professionelle Hilfe notwendig. Beratungsstellen, die auf die schwierige Situation des Pflegealltags spezialisiert sind, bieten urteilsfreie Hilfe. Sowohl Länder und Gemeinden als auch Kirchen und Wohlfahrtsverbände haben entsprechende Beratungsstellen. Meist sind schon wenige Termine bei einem geschulten Mitarbeiter sehr hilfreich. Den Kontakt vermitteln die Pflegestützpunkte oder Wohlfahrtsverbände und Kirchen. Auch der örtliche Pfarrer kann ein guter Ansprechpartner sein.

Vorreiter für psychologische Unterstützung im Internet ist die Seite www.pflegen-und-leben.de. Dort können Sie sich auch anonym beraten lassen. Das Angebot wird von den Pflegekassen finanziert und ist daher für gesetzlich Versicherte kostenlos.

Wer eine Selbsthilfegruppe suchen oder gründen möchte, findet Hilfe bei der Nationalen Kontakt- und Informationsstelle für Anregung und Unterstützung von Selbsthilfegruppen, kurz NAKOS. In der Datenbank auf www.nakos.de können Sie nach Gruppen in Ihrer Nähe suchen. Vielerorts gibt es außerdem die Kontakt- und Informationsstelle für Selbsthilfegruppen, kurz KISS. Dort erhalten Sie ebenfalls Kontakt zu Gleichgesinnten und teilweise professionellen Rat.

Interview: Psychologische Hilfe im Einzelfall

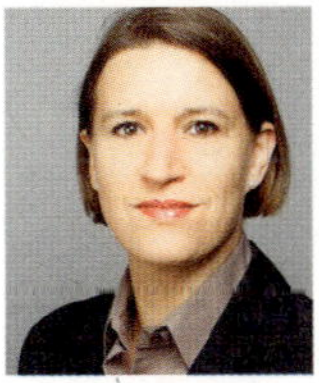

Imke Wolf ist Psychologin und Leiterin der Beratungsplattform pflegen-und-leben.de. Gemeinsam mit vier anderen speziell geschulten Psychologinnen hilft sie pflegenden Angehörigen bei persönlichen Schwierigkeiten, wenn sie nicht mehr weiterwissen.

Warum bieten Sie eine psychologische Beratung für pflegende Angehörige an?

Pflegende Angehörige suchen sich ihre Situation in der Regel nicht aus. Sie sind plötzlich damit konfrontiert, dass ein geliebter Mensch versorgt werden muss und sich dessen Zustand vermutlich immer weiter verschlechtert, ohne dass noch mal die Aussicht auf Besserung besteht. Das ist eine Lebenssituation, die die Betroffenen schnell überfordern kann und sie meist aus ihrem eigenen, selbstbestimmten Leben herausreißt. Hinzu kommt, dass nicht alle Angehörigen die Pflege vollkommen freiwillig übernehmen. Das kann zum Beispiel der Fall sein, wenn eine Mutter von ihrer Tochter erwartet, dass diese sie im Alter pflegen wird, und die Tochter aus Pflichtgefühl ihr eigenes Leben aufgibt. Eine solche Konstellation kann dazu führen, dass Angehörige nicht wissen, wie sie mit dem inneren Unbehagen und möglichen Konflikten umgehen sollen. In solchen Situationen können wir Psychologinnen mit unserem speziellen Fachwissen den pflegenden Angehörigen sehr gut behilflich sein.

Wie funktioniert die Beratung?

Die Betroffenen können per Mail, im Videochat oder Audiochat von ihrer Situation berichten. Alle Kanäle sind dabei grundsätzlich verschlüsselt. Ab dem ersten Gespräch haben die Betroffenen eine Psychologin als feste Ansprechpartnerin. Bis zu acht Gespräche, manchmal auch mehr, können die pflegenden Angehörigen dann mit dieser Psychologin führen.

Wie helfen Sie aus der Ferne?

Zunächst einmal hören wir zu beziehungsweise lesen. Das ist ganz wichtig, da sich im Leben der Angehörigen meist alles um die pflegebedürftige Person dreht. In unserem Gespräch geht es natürlich auch darum, aber die pflegende Person und ihre Wünsche, Sorgen und Probleme stehen im Vordergrund. Das ist für viele Betroffene eine große Erleichterung, weil sich jemand für sie interessiert, ohne dass sie ein schlechtes Gewissen haben müssen. Im Pflegealltag ist dafür meist kein Platz. Außerdem erkennen wir an, welch großartige Arbeit die Betroffenen leisten. Die meisten Angehörigen würden niemals aktiv ein Lob einfordern, aber im Gespräch merken sie, wie gut die Wertschätzung ihrer Arbeit tut. Damit ist meist schon einiges getan. Anschließend gehen wir auf die individuelle Situation ein, stellen Rückfragen und geben Rat. Denn wir wollen keine allgemeinen Tipps, sondern konkrete Hilfe im Einzelfall bieten.

Wie sieht diese konkrete Hilfe aus?

Wir informieren über Krankheitsbilder und Unterstützungsangebote, erklären Wege zur Stressbewältigung und Konfliktregulierung und liefern Ideen, wie ein Gespräch laufen könnte. Manchmal ist es auch wichtig, dass wir bestimmte Gedanken erlauben. Denn oftmals ist man so sehr in der eigenen Welt gefangen, dass bestimmte Ideen oder Gespräche gar nicht möglich erscheinen. Dann ist es die Aufgabe der Psychologin zu sagen: „Es ist in Ordnung, dass Sie zwischendurch genervt sind. Es ist wichtig, dass Sie sich Auszeiten nehmen. Und es ist Ihr gutes Recht, Grenzen zu setzen. Auch wenn Sie versprochen haben, für den anderen da zu sein." Solche Ratschläge können wir geben, da wir die Situation von außen betrachten. Vielen Betroffenen fällt es dann leichter, sowohl die Gefühle der pflegebedürftigen Person zu verstehen als auch damit umzugehen und Lösungswege zu finden, die für beide Seiten gut funktionieren.

Wer nutzt dieses Angebot?

An uns wenden sich verschiedene Personen. Viele schätzen es, dass sie uns zeit- und ortsunabhängig schreiben können. Außerdem hilft das Herunterschreiben dabei, den Gedankenstrudel zu sortieren. Ein weiterer Vorteil ist die Anonymität. Das merken wir daran, dass wir immer wieder lesen: „Was ich Ihnen hier schreibe, würde ich nie jemandem erzählen." Anderen hingegen fällt das Reden leichter. Daher bieten wir auch Video- und Audiochats an.

Was sind die häufigsten Probleme?

Allgemein ist es die Überforderung. Aber sie äußert sich unterschiedlich. Manche Angehörige sind einfach erschöpft und brauchen die Sicht von außen, um zu erkennen, dass sie doch lieber professionelle Pflegehilfe in Anspruch nehmen sollten. Andere haben große Sorge, dass sie durch die Überforderung die Kontrolle über sich verlieren könnten. Oder es kam bereits dazu, dass der Pflegebedürftige eingesperrt, angeschrien oder geschlagen wurde. In solchen Situationen ist es wichtig zu lernen, wie man wieder Herr über die Lage werden kann. Beispielsweise kann es helfen, bei einer Auseinandersetzung den Raum zu verlassen, bevor sich die Verzweiflung Bahn bricht. Auch mentale Übungen können sinnvoll sein, um wieder Abstand zu erhalten. Wir können dabei helfen, die passende Strategie zu finden, indem wir den Einzelfall analysieren und konkrete Vorschläge machen.

Ehrenamtliche Hilfsdienste

Mittlerweile gibt es viele Hilfsangebote für Pflegebedürftige, die auch den Angehörigen das Leben erleichtern. Eine große Unterstützung können ehrenamtliche Hilfsdienste sein.

Um sich selbst Freiräume zu schaffen, ist es ratsam, besser früher als später Hilfsangebote von außen anzunehmen. Eine der praktischsten Hilfen, die gleichzeitig kaum etwas kosten, sind ehrenamtliche Hilfs- und Besuchsdienste. Sie zählen zu den sogenannten niedrigschwelligen Betreuungsleistungen und werden meist von Wohlfahrtsverbänden oder unabhängigen Vereinen angeboten. Auch manche privaten Dienstleister engagieren sich in diesem Bereich. Deren Angebote heißen meist „Seniorenbetreuungsdienst" oder „Mobiler Sozialer Dienst".

Was leisten ehrenamtliche Hilfsdienste?

Welche Hilfen angeboten werden, ist sehr unterschiedlich. Zum einen hängt es von den Wünschen der Pflegebedürftigen vor Ort ab. Wenn immer wieder eine Bastelgruppe beim Wohlfahrtsverband angefragt wird, bietet dieser sicher eher eine an, als wenn sich niemand dafür interessiert. Andererseits ist auch das Interesse der ehrenamtlichen Helfer entscheidend. Wenn keiner von ihnen singen kann, wird höchstwahrscheinlich kein Gesangskreis angeboten, auch wenn die Nachfrage durchaus vorhanden wäre. Grundsätzlich gibt es Unterstützung in folgenden Bereichen:

- **Hilfe im Haushalt.** Die Helfer gehen einkaufen, manche machen auf Wunsch auch die Wäsche, kochen, räumen auf und putzen. Bei Bedarf übernehmen sie kleine Reparaturen in der Wohnung oder im Haus, kümmern sich um die Pflege von Balkon oder Garten und übernehmen Botengänge wie den Weg zum Briefkasten.
- **Fahr- und Begleitdienste.** Wer unsicher auf den Beinen ist, wird entweder zu Fuß begleitet oder mit dem Auto abgeholt und wieder nach Hause gebracht. Dieser Service wird häufig für Wege zum Arzt, zu Behörden und Gruppentreffen genutzt. Aber auch ins Theater oder Konzert können Sie sich begleiten lassen.
- **Besuchsdienste.** Die Ehrenamtlichen kommen zu Besuch und sorgen dafür, dass die pflegebedürftige Person nicht vereinsamt. Sie hören zu und erzählen, animieren zu einem Spaziergang und organisieren auf Wunsch Kontakt zu anderen Nutzern des Besuchsdienstes.

- **Betreuung.** Manche Helfer sind speziell geschult, etwa im Umgang mit Demenzkranken. Auf Wunsch übernehmen sie stundenweise deren Betreuung, gehen mit ihnen spazieren und unterhalten sich.
- **Gruppenangebote.** Wenn ausreichend Interesse besteht, bieten mehrere Helfer einen Vor- oder Nachmittag mit gemeinsamem Basteln, Singen, Tanzen oder Spielen an. Meist finden solche Angebote in den Räumen eines Wohlfahrtsverbandes oder einer Kirchengemeinde statt.

Was kosten die ehrenamtlichen Dienste?

Ehrenamtliche Hilfsdienste und auch weitere Unterstützungsangebote, wie den Hausnotruf, können Sie mit dem Entlastungsbetrag der Pflegekasse mitfinanzieren. Wenn die 125 Euro pro Monat nicht ausreichen, lassen sich ab Pflegegrad 2 zusätzlich bis zu 40 Prozent des zustehenden Sachleistungsbetrags als Entlastungsbetrag nutzen. Konkret bedeutet das: Sie können zusammen mit dem Pflegebedürftigen darüber nachdenken, ob der Pflegedienst lieber einmal weniger pro Woche kommen soll und Sie

Checkliste

Einen guten Hilfsdienst finden

Unterstützung ist gut. Gute Unterstützung ist besser. Damit Sie einen passenden Hilfsdienst finden, empfehlen wir, folgende Punkte mit dem Anbieter zu klären.

- ☐ Welche Unterstützungsleistungen sind möglich?
- ☐ Wie sind die ehrenamtlichen Helfer geschult?
- ☐ Ist es immer die gleiche Person oder die gleiche Gruppe, die hilft?
- ☐ Ist gewährleistet, dass jemand anderes zur Verfügung steht, wenn die Hauptperson mal Urlaub hat oder krank ist?
- ☐ Ist garantiert, dass das Hilfsangebot über mehrere Monate zur Verfügung steht, auch wenn ein oder zwei ehrenamtliche Helfer abspringen?
- ☐ Ist das Angebot so gestaltet, dass die Pflegekasse einen Teil der Kosten übernimmt?

stattdessen einen Hausnotruf und den Mittwochnachmittag bei der Senioren-Singgruppe bezahlen.

Die Anbieter von Hilfsdiensten rechnen die Leistungen meist stundenweise ab. In der Regel sind sie relativ günstig, weil nur eine Ehrenamtspauschale anfällt. Diese bezahlt der Pflegebedürftige entweder aus eigener Tasche oder lässt sie über den Entlastungsbetrag von der Pflegekasse mitfinanzieren. Ob eine direkte Kooperation zwischen Anbieter und Kasse möglich ist, hängt vom Angebot ab. Fragen Sie dazu am besten direkt bei der zuständigen Pflegekasse nach. Eine weitere Vergünstigung ist unter Umständen mit einem Schwerbehindertenausweis möglich. Ob Sie darauf einen Anspruch haben und wann eine Beantragung sinnvoll ist, lesen Sie ab S. 51.

Wer bietet Hilfsdienste an?

Entsprechende Angebote sind zwar nicht flächendeckend in Deutschland vertreten, doch es werden immer mehr. Erkundigen Sie sich bei Ihrem Pflegestützpunkt oder bei einer anderen Beratungsstelle nach niedrigschwelligen Betreuungsangeboten in der Nähe. Fragen Sie auch gezielt bei Wohlfahrtsverbänden nach. Falls diese bisher kein entsprechendes Angebot haben, bauen sie eventuell eines auf, wenn genügend Leute daran Interesse zeigen. Besonders aktiv im Bereich Besuchsdienste sind zurzeit die Malteser. Weitere Informationen finden Sie im Internet, wenn Sie nach den Stichworten „Malteser Hilfsdienst" und dem eigenen Wohnort suchen.

→ Gut unterstützt auch ohne Pflegegrad

Um niedrigschwellige Betreuungsleistungen nutzen zu können, braucht man keinen Pflegegrad. Die Hilfen sind generell für Menschen gedacht, die ohne entsprechende Unterstützung nicht oder kaum noch am gesellschaftlichen Leben teilhaben können. Im Gegensatz zu anderen Angeboten steht also nicht die Pflege im Vordergrund, sondern das menschliche Miteinander.

Essen auf Rädern

Eine spürbare organisatorische Erleichterung kann ein Menü-Bringdienst sein. Qualität und Service werden durch die große Nachfrage immer besser.

Für pflegebedürftige Menschen ist es oft unmöglich, täglich zu kochen und die nötigen Zutaten nach Hause zu tragen. Deutlich komfortabler ist ein Menü-Bringdienst, der eine warme Mahlzeit pro Tag liefert. Es gibt dabei drei Konzepte:

1. Das Essen wird am selben Tag frisch gekocht und in Warmhalteboxen ausgeliefert. So halten es vor allem kleine, lokale Betriebe.
2. Das Essen wird bis zu fünf Tage vorher gekocht, auf unter 3 Grad Celsius gekühlt und kurz vor der Lieferung erwärmt. Auch hier kommt die Mahlzeit meist in einer Warmhaltebox.
3. Das Essen wird nach dem Kochen tiefgefroren. Entweder wird es dann kurz vor der Auslieferung erwärmt und in einer Warmhaltebox gebracht oder der Kunde kann es sich selbst erhitzen. Das ist die häufigste Methode.

Die Qualität der Mahlzeiten

Für alle Varianten gelten Mindestanforderungen. Die Deutsche Gesellschaft für Ernährung (DGE) hat einen Qualitätsstandard entwickelt, der auf die Ernährungsbedürfnisse von Menschen über 65 Jahren ausgelegt ist. Trotz fertiger Mahlzeiten soll eine ausgewogene und nährstoffreiche, aber nicht zu kalorienreiche Ernährung möglich sein. Dass die Bezieher von Essen auf Rädern sich eher weniger bewegen, ist in dem Konzept bereits bedacht.

Mahlzeiten von Bringdiensten sind allerdings manchmal zu stark gesalzen, um dem nachlassenden Geschmackssinn der älteren Kunden gerecht zu werden. Denn Salziges und Herzhaftes schmeckt im Alter weniger intensiv, nur der Geschmack für Süßes bleibt meist bis ins hohe Alter erhalten. Zu viel Salz erhöht aber den Blutdruck und kann Herzstörungen verstärken. Probieren Sie daher am besten auch als Angehöriger die Mahlzeiten und entscheiden Sie sich nach Möglichkeit für einen Dienst, dessen Essen nicht übersalzen ist.

Essen auf Rädern bieten mittlerweile verschiedene Dienste an, etwa Wohlfahrtsverbände, Pflegedienste und örtliche Metzgereien. Außerdem gibt es immer mehr überregionale Dienste, die warmes Essen liefern. Die Anbieter in Ihrer Region kann Ihnen eine Pflegeberatungsstelle nennen. Im Internet können Sie nach „Menü-Bringdienst“ und Ihrem Wohnort suchen.

Checkliste

Einen guten Menü-Bringdienst finden

Wer sich Essen liefern lassen möchte, sollte auf zwei Hauptfaktoren achten: Qualität des Essens und gute Organisation. Beachten Sie folgende Punkte.

- ☐ **Auswahl ansehen.** Beschaffen Sie sich nach Möglichkeit von mehreren Diensten Informationsmaterial. Lesen und fragen Sie bei Bedarf nach: Wie groß ist die Auswahl? Wiederholt sich der Speiseplan alle zwei Wochen? Gibt es auch kleine Portionen, vegetarische und salzarme Menüs sowie Mahlzeiten für Menschen mit Unverträglichkeiten? Wie weit im Voraus stehen die Menüs fest? Kostet die Lieferung an Wochenenden und Feiertagen mehr? Kann das Essen kurzfristig abbestellt werden?
- ☐ **Konditionen checken.** Überprüfen Sie kritisch die Lieferkonditionen. Muss man das Essen lange im Voraus bestellen? Gibt es eine mehrwöchige Kündigungsfrist? Müssen Sie öfter anrufen, bevor Sie jemanden erreichen? Wenn eine oder mehrere Fragen zutreffen, nehmen Sie lieber einen anderen Dienst.
- ☐ **Probe essen.** Bitten Sie um ein Probemenü bei jedem potenziellen Anbieter. Vergleichen Sie die einzelnen Menüs am besten gemeinsam mit dem Pflegebedürftigen und entscheiden Sie sich dann für einen Bringdienst.
- ☐ **Dienst nutzen.** Wenn Sie eine Wahl getroffen haben, können Sie das Essen in der Regel für einzelne Tage telefonisch oder im Internet bestellen. Es wird entweder täglich in einer Wärmebox oder für mehrere Tage tiefgefroren geliefert. Klären Sie, was passiert, wenn niemand öffnet. Idealerweise stellt der Bringdienst das Essen dann einfach vor die Tür. Bezahlt wird das Essen in der Regel am Ende des Monats per Bankeinzug.
- ☐ **Service wechseln.** Falls Sie unzufrieden sind, beschweren Sie sich beim Zulieferer oder der Hotline. Vielleicht lassen die Probleme sich lösen. Ist das nicht der Fall, können Sie das Verhältnis in der Regel kurzfristig kündigen und einen anderen Dienstleister beauftragen.

Hausnotruf

Für Alleinstehende kann ein Hausnotruf entscheidend sein. Ein Sender am Körper ruft auf Knopfdruck Hilfe, falls jemand stürzt und es nicht mehr zum Telefon schafft.

Es ist für viele eine Horrorvorstellung: Jemand stürzt allein zu Hause und fällt so ungünstig, dass er nicht mehr alleine aufstehen kann. Unfähig, sich selbst aus der Notlage zu befreien, muss er am Boden ausharren, bis nach einer langen Nacht endlich Hilfe kommt. Um einen solchen Fall zu vermeiden und schnell und unkompliziert Hilfe rufen zu können, gibt es das System des Hausnotrufs. Vor allem für allein lebende ältere Menschen ist dieser Service sehr empfehlenswert.

Wie funktioniert der Hausnotruf?

Wer den Hausnotruf in Anspruch nimmt, bekommt ein Armband, eine Brosche oder eine Kette mit einem Notrufknopf. Dieser ist per Funk mit einer speziellen Anrufbox verbunden, die wiederum an den Telefonanschluss gekoppelt ist. Der Notrufknopf selbst ist relativ leicht und wasserdicht, sodass man ihn Tag und Nacht am Körper tragen kann. Im Falle eines Sturzes kann man den Notrufknopf drücken und wird automatisch mit der Notrufzentrale des Anbieters verbunden, die 24 Stunden am Tag besetzt ist. Die speziell geschulten Mitarbeiter nehmen den Notruf entgegen und fragen über einen Lautsprecher in der Wohnung, was passiert ist.

Ist lediglich Hilfe beim Aufstehen nötig, kann der Mitarbeiter einen Nachbarn, Freund oder Angehörigen verständigen, der dann zu Hilfe kommt. Ist etwas Schlimmeres passiert oder antwortet die gestürzte Person nicht mehr, wird der Notarzt informiert. Und sollte der Knopf einmal aus Versehen gedrückt werden, verabschiedet sich der Mitarbeiter einfach wieder. Die Anbieter informieren in ihren Broschüren darüber, dass solche kleinen Missgeschicke zwar häufiger passieren, aber dass das allemal besser ist als ein schlimmer Sturz, den niemand bemerkt.

Anbieter solcher Hausnotrufsysteme sind verschiedene Wohlfahrtsverbände sowie Privatdienste. Der Basis-Service kostet etwa 18 Euro pro Monat. Wer einen Pflegegrad hat, kann die Kosten über den Entlastungsbetrag von der Pflegekasse finanzieren lassen.

Schritt für Schritt zum Hausnotruf

Den Hausnotruf sollten Sie von einem Profi installieren lassen, damit auch wirklich alles glattgeht, wenn er gebraucht wird. Besonders wichtig ist, dass der Notrufknopf sich aus allen Räumen mit der Zentrale verbindet und dass der Lautsprecher wiederum überall zu verstehen ist. Um einen Hausnotruf zu bestellen, gehen Sie am besten folgendermaßen vor:

1. **Dienst finden.** Erkundigen Sie sich beim Pflegeberater nach Anbietern in Ihrer Nähe. Übliche Dienstleister sind das Deutsche Rote Kreuz, die Malteser und die Johanniter.
2. **Vertrag schließen.** Lassen Sie sich über die Basis- und die möglichen Zusatzleistungen informieren und vergleichen Sie deren Kosten. Entscheiden Sie anschließend, welcher Anbieter für Sie am besten geeignet ist. Wenn Sie jemanden kennen, der bereits länger ein Hausnotrufsystem nutzt, fragen Sie nach dessen Erfahrungen. Der Vertrag sollte am besten über unbestimmte Zeit geschlossen werden, aber eine kurze Kündigungsfrist enthalten.
3. **System installieren lassen.** Wenn Sie sich für einen Anbieter entschieden haben, kommt dieser zu Ihnen nach Hause, um alle notwendigen Geräte zu installieren. In der Regel sind das eine Basisstation in der Nähe des Telefons sowie der Notrufknopf. Unter Umständen kommen weitere Lautsprecher hinzu. Lassen Sie sich in Ruhe erklären, wie alles funktioniert, und testen Sie die Verbindung des Notrufknopfs aus allen Räumen.

Der Notrufknopf für unterwegs

Viele Dienste bieten zusätzliche Leistungen an. Dazu gehört etwa ein Notrufsystem für unterwegs. Außerdem ist es möglich, dass ein Mitarbeiter einmal am Tag per Lautsprecher nachfragt, ob alles in Ordnung ist. Oder der Kunde wird gebeten, sich einmal täglich in der Zentrale zu melden. Passiert das nicht, wird eine vorher festgelegte Notfallkette in Gang gesetzt, indem zum Beispiel zunächst ein Nachbar angerufen wird, der nach dem Rechten sehen soll. Als Nächstes wird ein Arzt informiert. Ein solcher Zusatzservice kann vor allem für Senioren sinnvoll sein, die alleine leben und deren Kinder nicht täglich nach ihnen sehen können.

→ Ortung möglich

Manche Notrufsysteme für unterwegs bieten einen Ortungsservice an. Dieser kann gute Dienste leisten, wenn Demenzkranke gelegentlich die Orientierung verlieren. Der Notrufknopf ist dann mit einem GPS-Empfänger ausgestattet, sodass die Zentrale und Angehörige nachsehen können, ob und wo sich der Pflegebedürftige verlaufen hat. Wenn der Nutzer einverstanden ist, lässt sich außerdem ein Alarm installieren. Dieser informiert die Zentrale oder einen Angehörigen per SMS, sobald der Träger des Notrufknopfs ein bestimmtes Areal verlässt.

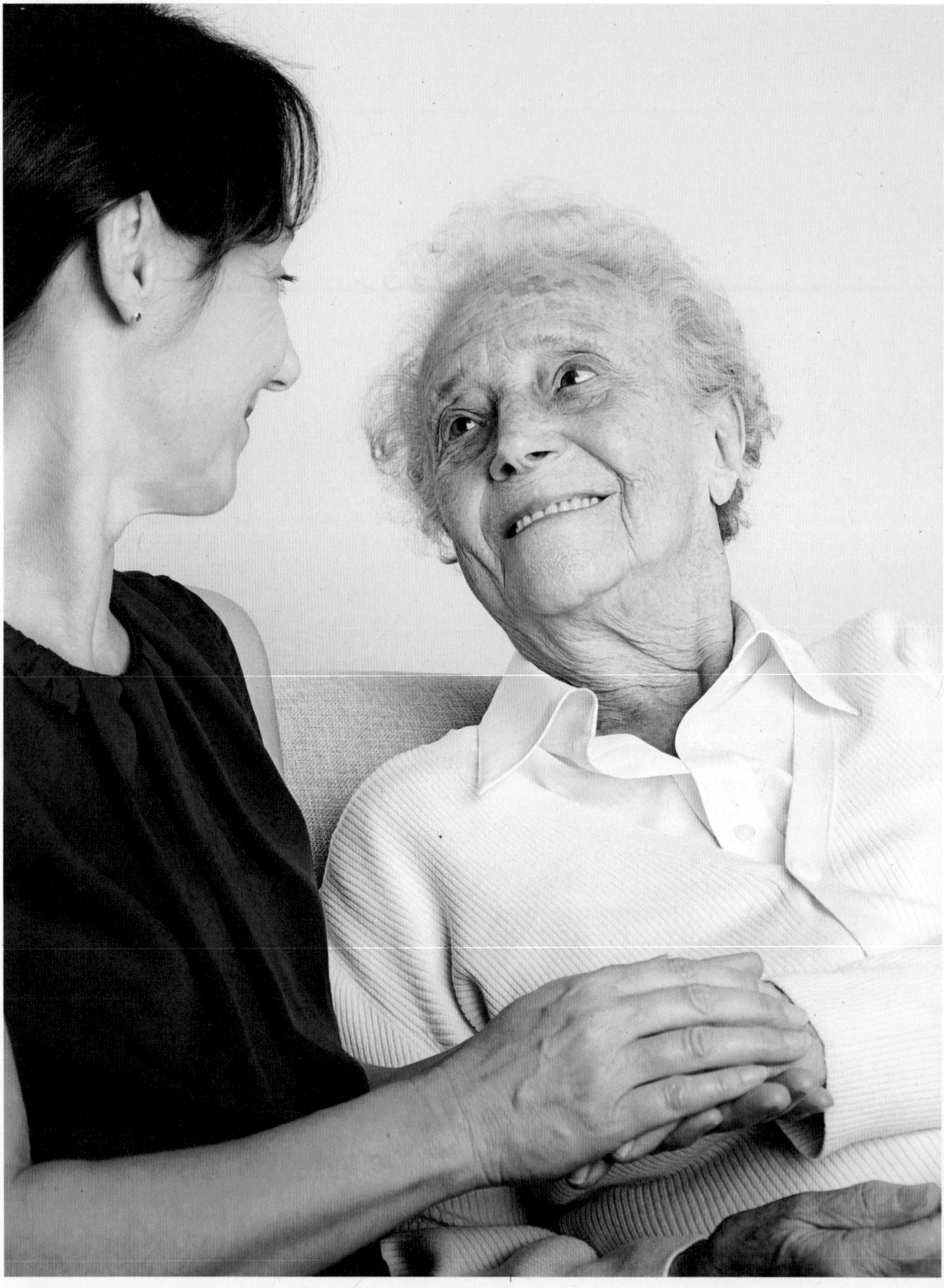

Zu Hause gut gepflegt

Pflegeprofis vor Ort und Haushaltskräfte aus Osteuropa sind bei der Pflege zu Hause häufig eine wichtige Stütze. Auch eine Reha oder gelegentliche Außer-Haus-Pflege können helfen, eine gute Versorgung sicherzustellen.

Viele Familien ergänzen die private Pflege zu Hause durch einen professionellen Pflegedienst oder teilstationäre Pflege. Das entlastet die Hauptpflegepersonen und ermöglicht es, bestimmte Aufgaben an professionelle Helfer auszulagern. Außerdem können die Pflegeprofis den Angehörigen meist gute Tipps geben, wie sie vorhandene Fähigkeiten der pflegebedürftigen Person möglichst lange erhalten und mit individuellen Schwächen umgehen.

Je nach Situation kann hierfür auch eine Reha eine sinnvolle Maßnahme sein. Auch ältere Menschen ohne eine akute Krankheit können unter Umständen eine spezielle Form der Reha nutzen, um zu lernen, wie sie mit Alterserscheinungen und chronischen Krankheiten am besten umgehen. Diese Variante nennt sich geriatrische Reha. Ob und wie Ihr Angehöriger eine solche Reha nutzen kann, lesen Sie im Abschnitt „Rehabilitation" ab S. 122.

Eine Haushaltshilfe, die entweder tageweise kommt oder längerfristig im Haushalt des Pflegebedürftigen lebt, ist eine weitere Variante, um die Arbeit auf mehrere

Schultern zu verteilen. Wichtig ist allerdings, dass die Haushaltshilfe lediglich Alltagstätigkeiten und Hilfestellungen bei der Körperpflege übernimmt. Behandlungspflege darf sie in der Regel nicht leisten.

Die Mitarbeiter von Pflegediensten und in teilstationären Einrichtungen hingegen sind professionell ausgebildete Pfleger, die explizit pflegerische Aufgaben in der Versorgung übernehmen können und sollen. Dazu zählen medizinisch anspruchsvolle Tätigkeiten wie Verbände wechseln, Spritzen geben oder die Wirkweise von Medikamenten kontrollieren. Außerdem kann ein professioneller Pfleger bestimmte Pflege-Aufgaben oft besser durchführen als Laien.

Gerade das Waschen und insbesondere die Intimpflege sind sowohl Pflegebedürftigen als auch Angehörigen häufig sehr unangenehm. Vielen fällt es leichter, eine ausgebildete Pflegekraft so nah an sich heranzulassen, da sie eine ähnliche Nähe von Ärzten, beispielsweise dem Urologen oder Frauenarzt, schon kennen. Die Hemmschwelle, eine Pflegekraft den Intimbereich waschen zu lassen, ist deshalb oft deutlich niedriger als bei Sohn oder Tochter.

Das Verhältnis zwischen Angehörigen und Pflegebedürftigem kann deutlich gewinnen, wenn mehrmals pro Woche ein Pflegedienst kommt oder der Pflegebedürftige die Tages- oder Nachtpflege in Anspruch nimmt. Auch eine Kombination ist möglich. Welche Variante infrage kommt, ist von der Familiensituation und den individuellen Bedürfnissen abhängig.

Gut zu wissen

Seien Sie geduldig! Die wichtigste Eigenschaft, die Pflegebedürftige von ihren Angehörigen brauchen, ist Geduld. Denn manches schaffen auch die Ältesten noch alleine, wenn sie genug Zeit bekommen. Daher bleiben Sie als Angehörige geduldig. Nehmen Sie Ihrem Vater nicht das Messer weg, wenn er umständlich sein Brot schmiert, und gestatten Sie Ihrer Mutter, sich ungeschickt und förmlich in Zeitlupe die Haare zu kämmen. Vielen Pflegebedürftigen fällt es leichter, Hilfe in manchen Bereichen anzunehmen, wenn sie andere Tätigkeiten nach wie vor selbstständig durchführen können.

Der ambulante Pflegedienst

Ein Pflegedienst hilft bei der Versorgung einer pflegebedürftigen Person in deren Zuhause. Die Pflegeprofis erledigen dann die Aufgaben, die individuell abgesprochen sind.

Ein ambulanter Pflegedienst ist der Klassiker, um Angehörige zu Hause bei der Pflege zu unterstützen. Die Dienste werden meist von Wohlfahrtsverbänden oder kirchlichen Trägern wie Caritas oder Diakonie betrieben. Zunehmend sind auch private Anbieter am Markt. Die Pflegedienste beschäftigen ausgebildete Pfleger, die jeden Pflegebedürftigen bei ihm zu Hause versorgen. Sie leisten dort vor allem klassische Pflege, aber auch medizinische und hauswirtschaftliche Hilfe – je nachdem, was individuell abgesprochen wurde. Zu Beginn einer Pflegesituation kommt der ambulante Pflegedienst meist nur ein- bis zweimal pro Woche. Wenn mehr Unterstützung nötig wird, sind auch ein täglicher Besuch oder sogar eine 24-Stunden-Versorgung möglich.

Die Pflege sollte dabei nach Möglichkeit immer aktivierend sein. Sie soll also dafür sorgen, dass vorhandene Fähigkeiten möglichst lange erhalten bleiben und individuelle Stärken am besten sogar ausgebaut werden. Um das zu erreichen, arbeitet der Pflegedienst im Idealfall in Absprache mit dem Hausarzt und eventuell weiteren Fachärzten zusammen. Dann können die Profis gemeinsam auf Verschlechterungen des Gesundheitszustands oder neu auftretende Krankheiten reagieren und bestmögliche Hilfe organisieren.

Leistungen des Pflegedienstes

Zu den klassischen Aufgaben eines Pflegedienstes gehören:

- **Körperpflege.** Hierunter fallen das Waschen, Duschen oder Baden, das Frisieren und Rasieren, die Hautpflege und der Gang zur Toilette sowie die eventuell notwendige Inkontinenzpflege.
- **Ernährung.** Dazu zählen alle Schritte, also das Zubereiten von Mahlzeiten und Getränken, das Zerkleinern von Speisen in mundgerechte Stücke sowie das Anreichen von Essen und Trinken bis hin zum Füttern.
- **Mobilität.** Damit sind Hilfen zu Hause und unterwegs gemeint, also etwa Hilfe beim Aufstehen, Betten und Lagern, aber auch die Begleitung zum Amt, zum Pflegestützpunkt oder zum Arzt.
- **Hauswirtschaft.** Wenn gewünscht, übernehmen Pflegedienst-Mitarbeiter das Einkaufen und Putzen sowie das Waschen, Aufhängen, Bügeln und Falten der Wäsche. Bedingung ist, dass nur die

pflegebedürftige Person unterstützt wird. Lebt ein Paar zu Hause und nur der Mann ist pflegebedürftig, macht der Dienst nur die Wäsche des Mannes. Meist ist es deshalb praktischer, diese Arbeiten von einer Haushaltshilfe oder ehrenamtlichen Hilfskräften erledigen zu lassen. Dann ist beiden geholfen.

- **Behandlungspflege.** Diese besondere Form der Pflege muss von einem Arzt im Rahmen einer Krankenbehandlung verordnet werden. Dann übernimmt ein Pflegedienst etwa die Kontrolle von Blutzucker und Blutdruck, das Richten und Verabreichen von Medikamenten, das Spritzen von Insulin oder anderen Wirkstoffen oder die Wundversorgung.

Manche Pflegedienste bieten darüber hinaus weitere Leistungen an. Das können beispielsweise folgende sein:

- **Dienstleistungen.** Dazu zählen etwa ein Hausnotruf (siehe S. 92) oder Essen auf Rädern (siehe S. 90).
- **Spezialpflege.** Auch spezielle Pflege-Angebote sind möglich, etwa eine häusliche Intensiv- oder Beatmungspflege. Diese sind allerdings meist sehr teuer.
- **Betreuungsangebote.** Üblich ist beispielsweise die stundenweise Betreuung von Demenzkranken.

Bis zu einer gewissen Höhe finanziert die Pflegekasse die Leistungen des Pflegedienstes. Das sind monatlich bis zu

- 689 Euro in Pflegegrad 2
- 1298 Euro in Pflegegrad 3
- 1612 Euro in Pflegegrad 4
- 1995 Euro in Pflegegrad 5

Alle Kosten, die darüber hinaus anfallen, muss der Pflegebedürftige selbst tragen. Menschen mit Pflegegrad 1 können den Entlastungsbetrag zur Mitfinanzierung eines Pflegedienstes nutzen (siehe Tabelle „Regelmäßige Leistungen ...“, S. 18).

Am Anfang eines Monats werden die Leistungen für den vergangenen Monat abgerechnet. Wenn es einen Versorgungsvertrag zwischen dem Pflegedienst und der gesetzlichen Pflegekasse gibt, überweist diese ihren Anteil direkt an den Dienst. Der Pflegebedürftige erhält dann ausschließlich die Rechnung für den Anteil, den er selbst bezahlen muss. Gibt es keinen internen Vertrag oder ist der Pflegebedürftige privat versichert, müssen sämtliche Kosten zunächst selbst getragen werden. Anschließend kann man sich einen Teil der Ausgaben von der Versicherung erstatten lassen. Wie genau die Abrechnung im Einzelfall funktioniert, muss im Pflegevertrag zwischen Pflegebedürftigem und Pflegedienst festgelegt sein (siehe S. 101).

Die Qualität des Pflegedienstes

Wer die Pflege eines Angehörigen in fremde Hände legt, möchte sicher sein, dass die Pflegekraft ihn gut behandelt – medizinisch und menschlich. Eine erste Einschätzung der Pflegequalität können die Bewertungen durch den MDK bieten. Der Medizinische Dienst der Krankenversicherung überprüft jeden Pflegedienstleister einmal pro Jahr und vergibt Einzelnoten in festgelegten Kriterien sowie eine Gesamtbewertung. Die Ergebnisse stehen im Transparenzbericht, der im Internet veröffentlicht wird.

Nach Pflegediensten in Ihrer Nähe und deren Benotung können Sie in den Pflegefindern der Krankenkassen suchen, etwa unter

- www.pflegelotse.de (TK, Barmer, DAK und weitere Ersatzkassen)
- www.aok-pflegeheimnavigator.de (Allgemeine Ortskrankenkassen)
- www.bkk-pflegefinder.de (Betriebskrankenkassen)
- www.der-pflegekompass.de (Knappschaft)

Um die Suchergebnisse weiter einzuschränken, können Sie diese teils noch stärker filtern, indem Sie individuelle Bedürfnisse eingeben. Dazu zählen beispielsweise ein spezieller Pflegebedarf bei bestimmten Krankheiten oder Bewegungsunfähigkeit, weitere Dienstleistungen wie ein Hausnotruf oder die Versorgung von Schwerstkranken (Palliativpflege).

Wenn Sie die Ergebnisse nach Ihren Wünschen gefiltert haben, werden Ihnen alle infrage kommenden Dienstleister mit Adresse und MDK-Bewertung angezeigt. Klicken Sie diese an, erhalten Sie unterschiedlich detaillierte Informationen. Manche Pflegedienste schlüsseln ihre Kosten für einzelne pflegerische Maßnahmen genau auf, erläutern ihre Betreuungsangebote und nennen besondere Sprachkenntnisse der Mitarbeiter. Andere bitten um einen Anruf für alle Informationen, die über die MDK-Benotung hinausgehen. Diese Angaben helfen bei der ersten Orientierung.

Gut zu wissen

Die „Weisse Liste" hat viele Jahre die MDK-Benotungen eingeordnet und ist so zu einer differenzierteren Bewertung von Pflegediensten und -heimen gekommen. Sozial- und Verbraucherverbände sowie die Bertelsmann Stiftung hatten die Arbeit finanziert. Zum Ende des Jahres 2016 wurde das Angebot allerdings bis auf Weiteres ausgesetzt. Denn keine der Krankenkassen stellt der „Weissen Liste" mehr die aktuellen MDK-Benotungen zur Verfügung. Ein Rechtsanspruch darauf besteht voraussichtlich erst ab 2019. Die Arzt- und Krankenhaussuche sowie sonstige Informationsangebote der „Weissen Liste" sind von dieser Entwicklung nicht betroffen. Aktuelle Informationen erhalten Sie auf www.weisse-liste.de.

Wenn Sie sich die Einzelnoten aus den Transparenzberichten selbst ansehen wollen, können Sie das auf den Seiten der Pflegefinder tun. Achten Sie bei den Pflegenoten insbesondere auf die Bewertungen für „ärztliche Leistungen" und „ärztlich verordnete pflegerische Leistungen". Individuell können noch weitere Unterpunkte für Sie wichtig sein, wie etwa der Umgang mit Demenz oder chronischen Schmerzen.

Interessant ist häufig auch, wie viele Fälle die Prüfer überhaupt untersucht haben. Wenn beispielsweise am Tag der Beurteilung nur zwei von zehn besuchten Pflegebedürftigen eines Pflegedienstes Demenzkranke waren, dann wird auch nur bei diesen beiden der Unterpunkt Demenz bewertet. Anschließend bilden die Prüfer einen Durchschnitt für alle zehn Besuchten. Das kann das Ergebnis verzerren.

Neben der fachlichen Qualität ist der menschliche Umgang der Pflegedienst-Mitarbeiter mit Pflegebedürftigen und Angehörigen entscheidend. Eine gute Kommunikation und eine gewisse Sympathie zwischen allen Beteiligten sind wichtige Voraussetzungen dafür, dass die Pflege zu Hause durch fremde Personen gut gelingen kann.

Einen guten Pflegedienst finden

Um einen geeigneten Pflegedienst auszuwählen, sollten Sie zunächst mit dem pflegebedürftigen Angehörigen und gegebenenfalls dessen Partner zusammen überlegen, welche Hilfe der Dienst leisten soll. Das können Körperpflege, Ernährung oder Unterstützung im Haushalt sein. Überlegen Sie auch, ob zusätzliche Leistungen infrage kommen, wie etwa ein Hausnotruf, Essen auf Rädern oder Betreuungsangebote. Nutzen Sie dafür eine unabhängige Beratung (siehe „Beratung vor Ort nutzen", S. 73).

Bitten Sie den Pflegedienst um ein persönliches Beratungsgespräch.

Suchen Sie anschließend im Internet nach Diensten, die zu Ihren Vorstellungen passen. Alternativ können Sie sich beim Pflegeberater, in Wohlfahrtsverbänden oder bei der Gemeindeverwaltung nach Pflegediensten in der Umgebung erkundigen. Auch die Sozialstationen in Kliniken wissen, welche Dienste welche Leistungen anbieten. Wenn Sie eine Vorauswahl getroffen haben, rufen Sie bei den Pflegediensten an und bitten Sie um ein persönliches Beratungsgespräch.

In Zukunft soll es voraussichtlich sogenannte Vergleichslisten geben. Darin muss die Pflegeversicherung aufzählen, welche Pflege-Einrichtungen und Unterstützungsangebote es in der Umgebung gibt. Auch Preise und Leistungen müssen in der Vergleichsliste genannt werden. So können Pflegebedürftige diese leichter miteinander vergleichen und die passenden Angebote für sich auswählen.

Die Erfahrungen anderer nutzen. Wenn Freunde, Bekannte oder Verwandte bereits einen Pflegedienst nutzen, scheuen Sie sich nicht, nach deren Erfahrungen zu fragen. Das kann die Entscheidung deutlich vereinfachen. Auch der Hintergrund des Pflegedienstes kann für die Pflegebedürftigen wichtig sein, also ob dieser aus dem kirchlichen, gemeinnützigen oder privaten Bereich kommt.

Um sich einen Eindruck von einem Pflegedienst zu verschaffen, ist es am besten, wenn ein oder mehrere Mitarbeiter für ein Gespräch zum Pflegebedürftigen nach Hause kommen. Führen Sie ruhig mehrere Beratungsgespräche und fragen Sie nach den Leistungen, die Ihnen wichtig sind, und den Kosten dafür. Lassen Sie sich keine Hilfe aufschwatzen, die Sie nicht brauchen. Am besten ist es, wenn Sie Ihre Fragen vorher aufschreiben. Welche Aspekte besonders wichtig sind, sehen Sie in der Checkliste „Das Beratungsgespräch" (S. 102). Haben Sie sich für einen Pflegedienst entschieden, erhalten Sie einen Pflegevertrag. Darin müssen alle Leistungen und deren Kosten detailliert und verständlich aufgeschlüsselt werden. Ebenfalls wichtig sind folgende Punkte:

- Alle Zusatzvereinbarungen werden schriftlich festgehalten.
- Eine detaillierte Abrechnung erfolgt einmal im Monat.
- Die genaue Höhe des Eigenanteils wird genannt, also der Kosten, die nicht von der Pflegekasse oder einer privaten Versicherung übernommen werden.
- Rückwirkende Preiserhöhungen sind unzulässig.
- Es müssen keine Vorschüsse an den Pflegedienst gezahlt werden.
- Die pflegebedürftige Person und bevollmächtigte Angehörige dürfen jederzeit die Leistungsnachweise (also die Pflegedokumentation und detaillierte Abrechnungen) einsehen.
- Beschädigte Pflegehilfsmittel muss der Pflegebedürftige nur bezahlen, wenn er grob fahrlässig oder vorsätzlich gehandelt hat. Besondere Regeln für Demenzkranke sind sinnvoll.
- Es wird genau definiert, wer den Pflegeeinsatz bezahlt, wenn der Pflegebedürftige diesen kurzfristig absagt, und was „kurzfristig" heißt.
- Der Pflegedienst darf sich nur nach Rücksprache mit dem Pflegebedürftigen oder einem bevollmächtigten Angehörigen an das Sozialamt wenden, damit anfallende Kosten übernommen werden.
- Fristen und Bedingungen für eine Kündigung sind für beide Seiten festgelegt.

Checkliste

Das Beratungsgespräch

Die folgenden Fragen sollten Sie unbedingt klären:

- ☐ Deckt der Pflegedienst alle Leistungen ab, die Sie brauchen?
- ☐ Bietet der Dienst selbst oder dessen Kooperationspartner zusätzliche Serviceleistungen an, die Sie sich wünschen, etwa einen Hausnotruf, Essen auf Rädern, einen mobilen Friseur oder Betreuungsangebote?
- ☐ Erhalten Sie alle wichtigen Informationen über Leistungen und Kosten bereits vor Vertragsabschluss schriftlich?
- ☐ Können Sie die Preisaufstellung für die einzelnen Leistungen nachvollziehen und sinnvoll mit anderen Diensten vergleichen?
- ☐ Kommt der Pflegedienst zu einer festen Zeit? Oder nennt er nur ein grobes Zeitfenster?
- ☐ Wird auf Wünsche und Gewohnheiten des Pflegebedürftigen Rücksicht genommen, wie etwa übliche Aufsteh- und Zubettgeh-Zeiten oder feste Termine?
- ☐ Gibt es einen festen Pflegerkreis, maximal drei oder vier verschiedene Pflegekräfte?
- ☐ Sind diese für die Krankheiten Ihres Angehörigen geschult?
- ☐ Ist es möglich, ausschließlich weibliche oder männliche Pflegekräfte zu schicken, wenn das für Ihren Angehörigen wichtig ist?
- ☐ Können Sie vereinbarte Leistungen auch wenige Tage vorher noch ändern, absagen oder verschieben?
- ☐ Wie lang dauert die Umstellung, wenn der Dienst öfter kommen oder mehr Aufgaben übernehmen soll?
- ☐ Wie viel teurer sind Nachtdienste (zwischen 22 und 6 Uhr)?
- ☐ Gibt es einen 24-Stunden-Bereitschaftsdienst? Ist dieser auch tatsächlich erreichbar? (Testen Sie das nach Möglichkeit aus.)
- ☐ Bleibt der Pflegedienst von sich aus im Kontakt mit dem Hausarzt und gegebenenfalls den Fachärzten?

Folgende Punkte sind nicht unbedingt notwendig, können aber im Alltag helfen:

- ☐ Bietet der Pflegedienst eigene Pflegekurse für Angehörige an?
- ☐ Gibt es eine feste Ansprechperson, die auf Wunsch hilft, die Leistungen bei der Pflegekasse zu beantragen?
- ☐ Gibt es Leistungspakete, die günstiger sind als die jeweiligen Einzelleistungen?
- ☐ Informiert der Pflegedienst Sie in regelmäßigen Abständen darüber, welche ärztlichen Anweisungen auf welche Art und Weise umgesetzt wurden?

→ Dem Pflegedienst kündigen

Die Kündigungsfristen für Pflegedienstleister sind sehr verbraucherfreundlich. Als Kunde können Sie laut Gesetz jederzeit und ohne Angabe von Gründen den Vertrag beenden. Die Kündigungsfrist für den Pflegedienst ist hingegen nicht gesetzlich festgelegt. Gut sind sechs Wochen, damit Sie im Zweifelsfall ausreichend Zeit haben, um einen neuen Dienst zu suchen. Nicht selten sind aber deutlich kürzere Fristen von vier oder sogar zwei Wochen im Vertrag genannt. Das kann in ländlichen Gebieten zu Versorgungsengpässen führen.

Die Tages- und Nachtpflege

Wohnt ein Pflegebedürftiger nicht in einer Pflege-Einrichtung, lässt sich dort aber regelmäßig versorgen, spricht man von teilstationärer Pflege. Diese ist am Tag und in der Nacht möglich.

Bei der teilstationären Pflege besucht ein Pflegebedürftiger gelegentlich oder regelmäßig eine Pflege-Einrichtung, lebt aber sonst in den eigenen vier Wänden. Möglich ist das als Tagespflege, üblicherweise zwischen 8 und 18 Uhr, und als Nachtpflege zu den restlichen Zeiten. Der Pflegebedürftige kann entweder nur einige Stunden oder ganze Tage oder Nächte in der Einrichtung verbringen. So ist eine individuelle Mischung aus privater und professioneller Pflege sowohl zu Hause als auch in einer Pflege-Einrichtung möglich. Eine solche Kombination ist besonders sinnvoll, wenn

- bei allein lebenden Pflegebedürftigen die Gefahr der Vereinsamung besteht.
- erwachsene Kinder nur einen kleinen Teil der Pflege übernehmen können.
- pflegende Angehörige mit der Versorgung zu Hause überfordert sind, die Pflegebedürftigen aber trotzdem noch möglichst viel Zeit in den eigenen vier Wänden verbringen wollen.
- erwachsene Kinder sich eine Zeitlang von der Pflege erholen wollen.
- Pflegebedürftige mehr Abwechslung und Kontakt zu Gleichaltrigen haben möchten.
- Pflegebedürftige sich professionelle Hilfe wünschen, diese aber ungern in die eigenen vier Wände hineinlassen wollen.
- Pflegebedürftige nachts unruhig sind und dauerhafte Beaufsichtigung brauchen, die Angehörige in der Regel nicht leisten können.
- nur ein Partner pflegebedürftig ist und der andere zwischendurch etwas Zeit für sich braucht.

Die Tagespflege

In der Tagespflege werden die Besucher in der Regel von etwa 8 bis 18 Uhr versorgt und betreut. Es ist auch möglich, die Tagespflege in dieser Zeit nur für einzelne Stunden beziehungsweise für einzelne Tage in der Woche zu nutzen. Die Tagespflege-Einrichtung muss einen Fahrdienst anbieten, sodass die Pflegebedürftigen sicher hin und zurück nach Hause kommen.

Grundsätzlich gibt es die Möglichkeit, dort zu frühstücken, zu Mittag zu essen und am Nachmittag Kaffee und Kuchen zu bekommen. Die Pflegekräfte erinnern die Gäste an die Einnahme ihrer Medikamente und helfen dabei. Sie unterstützen sie bei Bedarf beim Essen und Trinken, beim Toilettengang oder bei medizinischen Handlungen wie dem Messen des Insulinspiegels oder des Blutdrucks. Manche Einrichtungen sind auf die Bedürfnisse von Demenzkranken eingerichtet und bieten beispielsweise Gruppenbetreuungen für jeweils drei bis acht Gäste zusammen an. Auch für Nicht-Demenzkranke gibt es in der Regel Gruppenaktionen, die den sozialen Zusammenhalt stärken und neue Anregungen bieten.

Gute Tagespflege-Einrichtungen sind in der Lage, die individuellen Fähigkeiten ihrer Besucher zu erkennen und gezielt zu fördern. Dazu gehören zum Beispiel:

- Gedächtnistraining
- Bewegungstraining
- Kontinenztraining
- Heilgymnastik und Mobilitätsübungen
- Kraft- und Balancetraining
- Gesprächskreise
- Spaziergänge und Ausflüge
- die Möglichkeit, Zeitungen und Zeitschriften zu lesen oder vorgelesen zu bekommen
- kreative Tätigkeiten wie Malen, Singen, Handarbeiten etc.
- die Möglichkeit, bei hauswirtschaftlichen Tätigkeiten wie Kochen, Backen oder Tischdecken mitzuhelfen

Eine gute Tagespflege-Einrichtung bietet eine klare Tagesstruktur an. Gerade für Demenzkranke ist ein fester Tagesablauf sehr wichtig, weil er ihnen Halt und Sicherheit bietet. Körperlich eingeschränkte oder vergleichsweise fitte Gäste sind hingegen meist dankbar für ein bisschen Abwechslung. Daher sollte es idealerweise ein frei wählbares Programm für unterschiedliche Bedürfnisse geben. Für fast alle älteren Menschen sind zwischendurch Ruhephasen wichtig. Die Einrichtung sollte deshalb für entsprechende Rückzugsmöglichkeiten sorgen.

Gut zu wissen

Für Demenzkranke ist Kontakt zu anderen Menschen sehr wichtig, um den Krankheitsverlauf zu bremsen. Für Sie als Angehörige ist es entscheidend, zwischendurch den Kopf freizubekommen und die Pflege anderen zu überlassen. Schämen Sie sich nicht für einen Angehörigen mit Demenz, sondern ermöglichen Sie ihm möglichst lange ein selbstständiges und selbstbestimmtes Leben. Das Pflegepersonal in entsprechenden Tagespflege-Einrichtungen ist dafür geschult, die Fähigkeiten von Demenzkranken zu erhalten und zum Teil längst vergessen geglaubte Fertigkeiten noch einmal zu aktivieren. Sie tun also sowohl Ihrem Angehörigen als auch sich selbst einen Gefallen, wenn Sie die Möglichkeit der Tagespflege nutzen.

Entscheidend ist, dass alle Angebote aus medizinischer Sicht sinnvoll sind und den Pflegegästen Spaß machen. Außerdem sollten diese jeden Tag aufs Neue entscheiden können, ob und was sie machen wollen. Wer einfach mal im Garten auf der Bank in der Sonne sitzen möchte, sollte das dürfen.

→ Einfach mal testen

Die teilstationäre Pflege kann ein guter Testlauf sein, um auszuprobieren, wie das Leben in einer vollstationären Einrichtung aussehen könnte. Pflegebedürftige, die schon frühzeitig stundenweise in eine Tagespflege-Einrichtung gehen, können sich langsam an eine Außer-Haus-Versorgung durch Pflegekräfte gewöhnen. Wenn sie später mehr Unterstützung brauchen, fällt es ihnen deutlich leichter, jeden Tag dort zu verbringen oder dauerhaft in eine Pflege-Einrichtung zu ziehen.

Die Nachtpflege

Das Gegenstück zur Tagespflege ist die Nachtpflege. In solchen Einrichtungen betreuen die Mitarbeiter die Besucher in der Regel zwischen 18 Uhr abends und 8 Uhr morgens. Wie bei der Tagespflege gibt es auch hier einen Fahrservice. Die Versorgung über Nacht wird allerdings deutlich seltener in Anspruch genommen als die Tagespflege. Die meisten übernachten am liebsten in ihrem eigenen Bett.

Dabei kann eine Nachtpflege-Einrichtung bei bestimmten Krankheiten oder Beeinträchtigungen eine große Erleichterung für alle Beteiligten sein. Vor allem pflegebedürftige Menschen, die nachts sehr ängstlich sind, einen veränderten Tag-Nacht-Rhythmus haben oder generell schlecht einschlafen können, stellen ihre Angehörigen vor eine große Herausforderung. Manch ein Demenzkranker hat in der Nacht schon die komplette Wohnung umsortiert, weil er so unruhig war.

Die Nachtpflege kann hier Abhilfe schaffen. Einrichtungen, die auf Demenzkranke spezialisiert sind, bieten oft ein Nachtcafé an, in dem sich die Gäste unterhalten und beschäftigen können. Entspannende Tätigkeiten können dabei helfen, ruhiger zu werden. Und wenn die Gäste schlafen wollen, helfen Pflegekräfte ihnen bei Bedarf beim Umziehen, Zähneputzen und Zubettgehen. Wer nicht schlafen will oder kann, darf auch die ganze Nacht unter Aufsicht im Gemeinschaftsraum bleiben.

Doch nicht nur Demenzkranke leiden unter Schlafproblemen oder Ängsten. Auch Gesunde kennen mit zunehmendem Alter häufig diese Probleme. Vielen Älteren ist das aber unangenehm, weswegen sie sich über sich selbst ärgern und daraufhin noch schlechter einschlafen können. Dieser Kreislauf lässt sich mit einem regelmäßigen Besuch in der Nachtpflege meist durchbrechen. So finden sowohl der Pflegebedürftige als auch die Angehörigen besseren Schlaf.

Die Finanzierung

Für die teilstationäre Pflege müssen die Gäste nur so viel zahlen, wie sie in Anspruch nehmen. Dafür gelten in der Regel pauschale Halbtages-, Tages- und Nachtsätze. Wenn Ihr pflegebedürftiger Angehöriger also im April für insgesamt zehn volle Tage in der Tagespflege war, dann zahlt er im Mai die Tagespauschalen für diese zehn Tage. Für den Fahrservice wird in der Regel eine zusätzliche Gebühr berechnet. Die genauen Preise sind von Einrichtung zu Einrichtung verschieden. Die Abrechnungsgrundlage ist der jeweilige Pflegevertrag zwischen Einrichtung und Besucher.

Die Unterbringung in einer Tages- oder Nachtpflege-Einrichtung wird von den Pflegekassen mit den gleichen Maximalsätzen unterstützt wie die Pflege durch einen ambulanten Dienst zu Hause. Allerdings handelt es sich dabei um verschiedene Töpfe. Deshalb können Sie die Zuschüsse für Tages- und Nachtpflege voll nutzen, auch wenn Sie bereits Geld für die Pflege zu Hause bekommen. Für die teilstationäre Pflege stehen Ihnen somit pro Monat folgende Maximalsätze zur Verfügung:

- 689 Euro in Pflegegrad 2
- 1298 Euro in Pflegegrad 3
- 1612 Euro in Pflegegrad 4
- 1995 Euro in Pflegegrad 5

Alle Kosten, die darüber hinaus anfallen, muss der Pflegebedürftige selbst tragen. Menschen mit Pflegegrad 1 erhalten kein zusätzliches Geld. Sie können aber auf Wunsch den Entlastungsbetrag in Höhe von 125 Euro pro Monat für die Tages- oder Nachtpflege verwenden.

Die Abrechnung funktioniert für alle Pflegebedürftigen ähnlich wie die mit einem Pflegedienst. Besteht ein Vertrag mit der Pflegekasse, überweist diese ihren Anteil direkt und der Versicherte erhält eine Rechnung darüber. Wenn es keinen internen Vertrag zwischen der teilstationären Einrichtung und der Pflegekasse gibt oder wenn der Pflegebedürftige privat versichert ist, muss er sämtliche Kosten vorstrecken und bekommt auf Antrag einen Teil davon erstattet.

Ein entscheidender Unterschied zum Pflegedienst besteht darin, dass der Zuschuss der Pflegekasse nur für die reinen Pflegekosten und den Bringdienst verwendet werden darf. Alles Weitere müssen die Pflegebedürftigen grundsätzlich aus eigener Tasche bezahlen. Dazu zählen die Verpflegung, die Unterkunft bei der Nachtpflege und eventuell anfallende Kosten für Ausflüge und Aktionen. In manchen Bundesländern ist ein zusätzlicher Betrag für Investitionskosten fällig.

Wie viel Sie für die einzelnen Leistungen bezahlen müssen, hängt von der Einrichtung ab und ist sehr verschieden. Es lohnt sich daher, Leistungen und Preise der Einrichtungen in Ihrer Nähe miteinander zu vergleichen, um eine optimale Tages- oder Nachtpflege zu finden.

→ Fragen Sie nach

Die Pflegekasse bezuschusst die Unterbringung in einer Tages- oder Nachtpflege-Einrichtung nur, wenn diese einen Versorgungsvertrag mit den Pflegekassen hat. Bei den meisten Einrichtungen ist das der Fall. Trotzdem sollten Sie frühzeitig nachfragen, bevor Sie sich für eine Einrichtung entscheiden. Ansonsten werden nur 80 Prozent des Höchstbetrags von der Pflegekasse erstattet. Diese Regel gilt auch für die Abrechnung mit einem ambulanten Pflegedienst ohne Versorgungsvertrag mit der Pflegekasse.

Teilstationäre Einrichtungen finden

Die Tages- und Nachtpflege wird meist von Pflegeheimen angeboten. Nach einer passenden Einrichtung können Sie in den Pflegefindern der Krankenkassen suchen (siehe „Die Qualität des Pflegedienstes“, S. 98). In den Filterkriterien wählen Sie dann neben Ihrer Postleitzahl je nach Bedarf Tages- oder Nachtpflege aus. Anschließend werden Ihnen mögliche Einrichtungen mit Tagespreisen für die einzelnen Pflegegrade und Kontaktdaten angezeigt.

Um sich einen ersten Überblick zu verschaffen, suchen Sie zunächst nach einer teilstationären Einrichtung in Ihrer Nähe. Neben der Internetrecherche kann Ihnen auch ein Pflegestützpunkt oder Pflegebegleiter meist weiterhelfen. In manchen Regionen dürfte Ihnen die Wahl allerdings nicht allzu schwer fallen, da die Tages- und Nachtpflege leider noch nicht flächendeckend ausgebaut ist. Falls nur ein Anbieter infrage kommt, informieren Sie sich bei diesem über Preise und Leistungen. Bietet er Ihnen nicht genug oder sind die Leistungen zu teuer, sollten Sie überlegen, ob Sie nicht doch einen Pflegedienst beauftragen (siehe „Der ambulante Pflegedienst“, S. 97) oder ei-

Gut zu wissen

Eine separate Bewertung für die Tages- und Nachtpflege wird vom Medizinischen Dienst der Krankenversicherung nicht veröffentlicht. Wenn im gleichen Haus eine vollstationäre, also dauerhafte Versorgung im Pflegeheim angeboten wird, bekommen Sie aber die normale Heimbewertung angezeigt. Ob dort die Betreuung von Tages- und Nachtgästen allerdings qualitativ ebenso gut, besser oder schlechter ist, lässt sich durch die Veröffentlichung nicht erkennen. Hier können Sie sich am ehesten auf die Erfahrungen von Freunden und Bekannten verlassen oder selbst einen Eindruck gewinnen.

Nach einer Stunde Singen, Malen oder Stricken treten bei Demenzkranken oft verloren geglaubte Fähigkeiten noch einmal ans Tageslicht. Selbst sehr alte Menschen, die kaum noch sprechen oder essen können, finden in künstlerischen oder handwerklichen Gruppen häufig zu ungeahnter Kreativität und Freude zurück. Wählen Sie eine Tages- oder Nachtpflege-Einrichtung deshalb auch nach solchen Angeboten aus.

ne Haushaltshilfe beschäftigen (siehe „Eine Haushaltshilfe einstellen“ , S. 113).

Sofern mehrere Anbieter infrage kommen, informieren Sie sich am besten zunächst auf deren Webseiten über Lage, Ausstattung, Pflegekonzept und spezielle Angebote für Tages- und Nachtgäste. Haben Sie anschließend weitere Fragen, scheuen Sie sich nicht, in den Einrichtungen anzurufen und nachzufragen. Am Telefon oder in einem persönlichen Gespräch können Sie außerdem klären, ob es bestimmte Angebote gibt, die Ihr Angehöriger sich wünscht. Das können beispielsweise Singkreise, Handarbeitsnachmittage, empfohlene Übungen oder einfach eine bestimmte Matratzenhärte für die Nacht sein.

Je nach Region ist es zwar schwierig, die perfekte Tages- oder Nachtpflege zu finden, da die Auswahl zum Teil gering ist und besonders abwechslungsreiche Angebote häufig auch besonders teuer sind – aber dieser Zusammenhang ist nicht zwingend. Daher lohnt es sich, etwas Zeit zu investieren, um eine möglichst optimale Einrichtung für die eigenen Vorstellungen zu finden.

Die Verhinderungspflege

Die Tages- und Nachtpflege eignet sich, damit Sie als Angehörige regelmäßig einige Tage oder Nächte pro Woche von der Pflege freigestellt sind. Wenn Sie allerdings nur vorübergehend die Pflege in fremde Hände legen wollen, kann die Verhinderungs- oder Ersatzpflege für Sie von Interesse sein. Aus diesem separaten Topf können Pflegebedürftige ab dem Pflegegrad 2 zusätzliches Geld erhalten – also zusätzlich zu Tages- und Nachtpflege, zu Pflegegeld, Sachleistungen und Entlastungsbetrag –, wenn sie seit mindestens sechs Monaten nachweislich pflegebedürftig sind.

Für bis zu 42 Tage im Jahr bekommen sie dann auf Antrag insgesamt bis zu 1 612 Euro zusätzlich, um Ersatzpfleger zu bezahlen. Der Maximalbetrag pro Tag liegt also bei 38,38 Euro. Er gilt pauschal für die Pflegegrade 2 bis 5, wenn ein Profi pflegt. Übernimmt jemand aus der Familie die Verhinderungspflege , ist der Betrag an den Pflegegrad gekoppelt und sinkt auf maximal 1 351,50 Euro für 42 Tage pro Jahr, also 32,18 Euro pro Tag. Diesen Satz gibt es allerdings nur bei Pflegegrad 5. Für die anderen Pflegegrade gelten folgende Maximalsätze – ebenfalls für 42 Tage pro Jahr:

- 474 Euro für Pflegegrad 2
- 817,50 Euro für Pflegegrad 3
- 1092 Euro für Pflegegrad 4

Weiteres Geld können Sie erhalten, wenn Sie Ihren Anspruch auf Kurzzeitpflege (siehe „Kurzfristige stationäre Pflege“, S. 131) umwidmen. Das können Sie pro Jahr mit maximal der Hälfte des Kurzzeitpflege-Geldes tun. Sie bekommen dann die 1,5-fache Höhe der Verhinderungspflege-Leistung bezahlt. Dafür ist ein Antrag bei der Pflegekasse des Pflegebedürftigen nötig.

Wie bereits erwähnt, kommen als Ersatzpfleger verschiedene Personen und Institutionen infrage. Sie können Verwandte, Freunde oder Bekannte als private Ersatzpfleger anfragen. Diese erhalten dann die Fahrtkosten und einen möglichen Verdienstausfall von der Pflegekasse bis zur genannten Höchstgrenze erstattet. Sind die Ersatzpfleger nicht (mehr) berufstätig, bekommen sie den üblichen Pflegegeld-Tagessatz. Alternativ können Sie die Verhinderungspflege einem ambulanten Pflegedienst übertragen. Dafür stehen dann unabhängig vom Pflegegrad die genannten 38,38 Euro als Maximalunterstützung pro Tag zur Verfügung. Diese werden in der Regel direkt mit dem Pflegedienst verrechnet.

Wenn Sie Ihren pflegebedürftigen Angehörigen vorübergehend in einer Pflege-Einrichtung unterbringen wollen, können Sie einen Kurzzeitpflegeplatz in Anspruch nehmen (siehe „Kurzfristige stationäre Pflege“, S. 131). Den Anspruch für ambulante Verhinderungspflege können Sie in diesem Fall bis zur vollen Höhe für die Kurzzeitpflege nutzen. Auch dafür müssen Sie einen Umwidmungsantrag bei der zuständigen Pflegekasse stellen.

Osteuropäische Haushalts- und Betreuungskräfte

Haushaltshilfen, die stundenweise da sind oder mit im Haushalt leben, sind eine wertvolle Unterstützung. Damit alles legal zugeht, sollten Sie die rechtlichen Rahmenbedingungen kennen.

Eine Haushaltshilfe – oder korrekter: eine Haushalts- und Betreuungskraft – ist ab einem gewissen Unterstützungsbedarf für viele Familien eine wichtige Säule, wenn die Pflege zu Hause stattfinden soll. Meist ist sie nicht nur für das Putzen und die Wäsche zuständig. Gerade bei erhöhtem Pflegebedarf wünschen sich viele Familien eine Betreuungskraft, die mit im Haushalt lebt, den hilfebedürftigen Angehörigen bei anfallenden Kleinigkeiten unterstützt und ihm Gesellschaft leistet. So können auch stärker Pflegebedürftige noch lange in den eigenen vier Wänden wohnen bleiben.

Eine 24-Stunden-Betreuung kann und darf eine solche Hilfskraft aber nicht leisten. Denn auch für Arbeitskräfte aus dem Ausland gilt in den meisten Fällen deutsches Arbeitsrecht. Dieses sieht maximal eine 48-Stunden-Woche, bezahlt nach Mindestlohn, sowie mindestens einen freien Tag pro Woche und bezahlten Urlaub vor. Eine Rund-um-die-Uhr-Betreuung wäre also nur machbar, wenn drei Arbeitskräfte sich in 8-Stunden-Schichten abwechseln und ihre freien Tage geschickt koordinieren würden.

Eine einzelne Betreuungskraft kann allerdings Unterstützung im Haushalt sowie einfache Grundpflege im Laufe des Tages leisten, wenn sie sich die acht Stunden flexibel aufteilen kann. Auf diese Weise ist eine individuelle Betreuung möglich. Bezahlt der Pflegebedürftige dafür den Mindestlohn sowie kostenlose Unterbringung und Verpflegung, ist die Unterstützung prinzipiell legal.

→ Unterstützung aus Polen

Zur Betreuung eines Pflegebedürftigen in dessen Zuhause stellen sich vor allem Frauen aus Osteuropa, insbesondere aus Polen, zur Verfügung. Sie leben in einem eigenen Zimmer, oft mit Internetanschluss, im Haushalt des Pflegebedürftigen und unterstützen ihn für zwei bis drei Monate. Anschließend kehren sie für die gleiche Zeit zu ihren Familien zurück und eine Kollegin übernimmt in dieser Zeit ihre Arbeit. Im Idealfall können sich zwei Betreuungskräfte so längerfristig um einen Menschen kümmern.

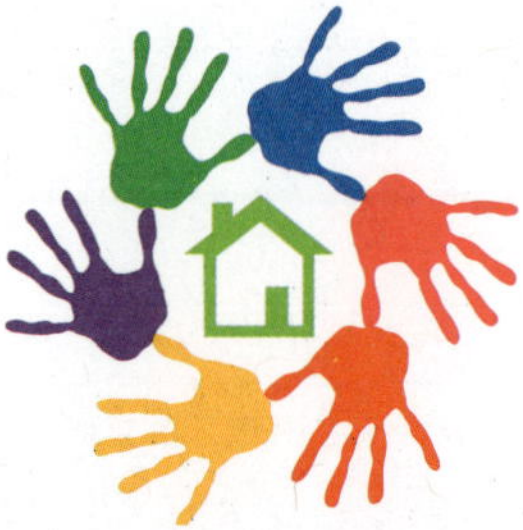

HÄTTEN SIE'S GEWUSST?

Wie viele **Haushaltshilfen** sich in Deutschland dauerhaft um alte und pflegebedürftige Menschen in deren Zuhause kümmern, kann niemand mit Sicherheit sagen.

Branchenkenner gehen aber davon aus, dass es sich um 100 000 bis 300 000 handelt.

Längst nicht immer werden diese so behandelt, wie es der Gesetzgeber vorsieht.

Viele Zehntausende arbeiten Schätzungen zufolge mehr als acht Stunden am Tag, haben weder regelmäßige Auszeiten noch erhalten sie eine anständige Bezahlung oder soziale Absicherung, sondern schuften unter unzumutbaren Bedingungen.

Die Unterstützung durch eine Hilfskraft ist deutlich günstiger als die gleiche Leistung eines professionellen Pflegedienstes. Weil Pflegebedürftiger und Betreuungskraft im gleichen Haushalt wohnen, ergibt sich außerdem nicht nur eine räumliche, sondern häufig auch eine persönliche Nähe. Daher wird dieses Modell immer beliebter.

Was leistet eine Haushaltshilfe?

Üblicherweise hilft die Betreuungskraft dem Pflegebedürftigen vor allem beim

- Aufstehen und Zubettgehen
- Waschen, Kämmen, Zähneputzen und gegebenenfalls Rasieren
- An- und Ausziehen
- Essen und Trinken
- Gang zur Toilette
- Waschen, Aufhängen, Bügeln und Falten der Wäsche
- Aufräumen und Putzen
- Einkaufen und Zubereiten der Mahlzeiten und Getränke

Außerdem unterstützt sie den Pflegebedürftigen in dessen Freizeit, etwa indem sie

- mit ihm spazieren geht
- ihm etwas vorliest
- mit ihm spielt
- ihn zum Arzt oder Amt, ins Konzert oder Theater begleitet

Medizinische Versorgung sollten die Haushaltskräfte jedoch nicht leisten. Sie sollten also keine Verbände wechseln, Spritzen geben oder Medikamente verabreichen. Selbst wenn die Hilfskraft in ihrer Heimat eine Ausbildung zur Pflegerin oder Krankenschwester absolviert hat, wird vertraglich meist festgehalten, dass sie in Deutschland keine Behandlungspflege leistet. Dadurch werden Haftungsstreitigkeiten vermieden. Für solche Maßnahmen sollten Sie daher immer zusätzlich einen Pflegedienst bestellen oder die Möglichkeiten der Tages- oder Nachtpflege nutzen.

Eine Haushaltshilfe einstellen

Eine gute Betreuungskraft kann Ihnen und Ihrem pflegebedürftigen Angehörigen das Leben enorm erleichtern. Sie kümmert sich zu festgelegten Zeiten um ihn, sodass Sie als Angehörige nur an den Wochenenden und eventuell am Morgen oder Abend zuständig sind. Wenn Sie eine Hilfskraft beschäftigen wollen, haben Sie dafür drei verschiedene Möglichkeiten.

▸ Variante 1: Anstellung im Haushalt

Jeder Privathaushalt in Deutschland kann eine oder mehrere Haushaltshilfen aus dem EU-Ausland einstellen. Dann wird entweder die pflegebedürftige Person oder ein Angehöriger zum Arbeitgeber. Der Vorteil dieser Variante besteht darin, dass Sie die gewünschten Leistungen individuell aushandeln können. Der Vertrag muss sich allerdings an deutsches Arbeitsrecht halten. Die Haushaltshilfe erhält dann ihr Gehalt direkt von Ihnen oder Ihrem Angehörigen. Verpflegung und Unterkunft sind frei. Zusätzlich müssen Sie Steuern und Sozialversicherungsabgaben in Deutschland zahlen. Die Kosten liegen bei mindestens 2000 Euro pro Monat (siehe Berechnung auf S. 118). Bei

Gut zu wissen

Caritas und Diakonie haben jeweils ein Programm ins Leben gerufen, das Haushalte bei der Anstellung einer ausländischen Betreuungskraft unterstützt. Die Mitarbeiter von „CariFair" (Caritas) und „FairCare" (Diakonie) beraten Familien zu rechtlichen Details und helfen bei der Suche nach einer geeigneten Hilfskraft. Wenn diese gefunden ist, können sowohl Pflegebedürftige als auch Betreuungskräfte sich weiterhin an die Mitarbeiter des Programms wenden, wenn es zu Problemen kommt oder Fragen auftreten. Auf diese Weise wollen die christlichen Wohlfahrtsverbände dafür sorgen, dass weder Pflegebedürftige noch Hilfskräfte unter unwürdigen Bedingungen leben und arbeiten müssen. Für den Service ist eine Gebühr, je nach Aufwand, fällig. Weitere Informationen erhalten Sie beim Caritas- oder Diakonie-Verband Ihres Wohnortes.

der Suche und der rechtlich korrekten Anstellung hilft die Zentrale Auslands- und Fachvermittlung (ZAV) der Bundesagentur für Arbeit. Weitere Informationen bietet die Broschüre „Vermittlung von europäischen Haushaltshilfen" der ZAV unter www.zav.de, Suchwort „Vermittlung", Unterpunkt „Haushaltshilfe". Hier finden Sie außerdem Kontaktdaten für eine persönliche Beratung.

▸ Variante 2: Entsendung durch ein Unternehmen

Ein Unternehmen kann Haushaltshilfen aus EU-Staaten relativ unkompliziert für bis zu zwei Jahre nach Deutschland schicken. Bei dieser sogenannten Entsendung schließt der Pflegebedürftige mit einem ausländischen Unternehmen eine Vereinbarung darüber, welche Leistungen er sich von einer Betreuungskraft wünscht. Den Kontakt stellt häufig eine deutsche Vermittlungsagentur her. Das ausländische Unternehmen sucht daraufhin eine passende Haushaltshilfe und schließt einen Arbeitsvertrag mit ihr ab. Der Pflegebedürftige erhält dann in der Regel zwei verschiedene Verträge. Erstens einen Dienstleistungsvertrag mit dem ausländischen Unternehmen. Zweitens einen Vermittlungsvertrag mit der deutschen Vermittlungsagentur.

Die Betreuungskraft ist also beim ausländischen Unternehmen angestellt und bekommt von ihm ihr Gehalt. Auch Steuern und Versicherungen werden im Heimatland der Arbeitskraft bezahlt. Der Pflegebedürftige zahlt monatlich für die Dienstleistung, dass die Organisation für ihn übernommen wird. Dazu kommen meist noch die Gebühren für die Vermittlung. Die monatlichen Kosten belaufen sich auf zirka 1700 bis 3000 Euro – je nach Unternehmen und abhängig davon, welche Leistungen gewünscht sind. Teilweise gibt es Aufschläge, je nachdem, welche Sprachkenntnisse und Erfahrung die Hilfskraft haben soll. Insgesamt bedeutet diese Variante weniger Organisationsaufwand. Allerdings haben Sie auf Vertragsdetails, Anstellungs- und Urlaubszeiten weniger bis gar keinen Einfluss. Welche Vermittler gut arbeiten, lesen Sie auf der Webseite der Stiftung Warentest unter www.test.de, Suchwort: „Betreuungskraft".

Wenn Sie sich eine Haushaltshilfe vermitteln lassen, sollten Sie sich die Bescheinigung A1 unbedingt im Original zeigen lassen und eine Kopie davon abheften. Das ist die Bestätigung, dass die Haushaltshilfe in ihrem Heimatland sozialversichert ist. Fehlt die Bescheinigung, wenn der Zoll danach fragt, haften Sie mit. Wenn Sie unsicher sind, ob es sich um ein echtes oder ein gefälschtes Dokument handelt, können Sie sich an die ZAV (www.zav.de) wenden.

▸ Variante 3: Selbstständige Haushaltshilfen

Manche Haushaltshilfen arbeiten als Selbstständige. Das kann als Vorteil erscheinen, da der Pflegebedürftige weder Vermittlungsgebühren noch Steuern zahlen muss. Letztere muss eine selbstständige Hilfskraft nämlich alleine tragen. Allerdings setzt eine Selbstständigkeit nach deutschem Recht unter anderem voraus, dass die selbstständige Person mehrere Arbeitgeber hat und nicht den Anweisungen eines Unternehmens oder einer Person unterliegt. Das ist bei einer Betreuungskraft, die dauerhaft im Haushalt des Pflegebedürftigen lebt, nicht möglich. Bei einer längerfristigen Betreuung besteht

Checkliste

Schwarze Schafe erkennen

Wer sich eine Haushaltshilfe durch ein ausländisches Unternehmen vermitteln lässt, erspart sich einiges an Organisationsaufwand. Viele Familien sind bereit, für diesen Service hohe Gebühren zu bezahlen. Manche Vermittlungsagenturen arbeiten aber mit äußerst dubiosen Methoden. Folgende Punkte helfen, ein solches Unternehmen zu erkennen und zu meiden.

- ☐ **24-Stunden-Kräfte.** Auch wenn es für einen Pflegebedürftigen und dessen Familie praktisch wäre: Eine 24-Stunden-Betreuung zu Hause durch eine einzelne Person – egal aus welchem Land – ist nicht möglich. Ein Unternehmen, das etwas anderes behauptet, arbeitet nicht seriös. Auch für Haushaltshilfen, die mit der zu unterstützenden Person in einem Haus leben, gilt in der Regel deutsches Arbeitsrecht.
- ☐ **Minijob plus Taschengeld.** Wenn eine Haushaltshilfe auf 450-Euro-Basis angestellt ist, sind dafür kaum Steuern und Sozialabgaben fällig. Eine Haushaltshilfe offiziell als 450-Euro-Kraft einzustellen und ihr zusätzlich ein Taschengeld in bar auszuzahlen, ist aber verboten und wird vom Zoll mit Nachzahlung, einem Bußgeld und eventuell einem Strafverfahren geahndet.
- ☐ **Sehr hohe oder keine Gebühren.** Der Service der Vermittlung ist praktisch und sollte honoriert werden. Exorbitante Preise sollten Sie aber stutzig machen. Gleiches gilt, wenn für die Vermittlung gar keine Kosten genannt sind. Dann zahlen Sie diese meist versteckt. Vergleichen Sie daher verschiedene Anbieter und lassen Sie sich von der ZAV beraten, welche Preise üblich sind.

eine sogenannte Scheinselbstständigkeit. Wenn der Staat eine solche feststellt, müssen Sie Steuern, Versicherungen und eine Strafgebühr nachzahlen. Im schlimmsten Fall droht Ihnen sogar ein Strafverfahren. Auch eine A1-Bescheinigung schützt Sie davor nicht. Daher birgt diese Variante einige Risiken.

Gut zu wissen

An den freien Tagen der Haushaltshilfe können Sie die Unterstützung durch einen ehrenamtlichen Hilfsdienst und/oder die Tagespflege in Anspruch nehmen. Versuchen Sie mit der Zeit, eine optimale persönliche Lösung zu finden – denn viele Leistungen lassen sich kombinieren. Wie das gelingen kann, sehen Sie im Praxisbeispiel „Hilfsleistungen kombinieren" ab S. 120.

Was muss ich rechtlich beachten?

Damit Sie sich nicht strafbar machen, sollten Sie das Arbeitsrecht für Haushalts- und Betreuungskräfte in Deutschland kennen, das bis auf wenige Ausnahmen für alle Hilfskräfte gilt. Entscheidend sind dabei folgende Aspekte.

- **Arbeitserlaubnis.** Ihre Hilfskraft braucht keine Arbeitserlaubnis, wenn sie aus einem EU-Land kommt. Denn EU-Bewohner, inklusive der Bürger aus Rumänien und Bulgarien, dürfen in allen EU-Ländern arbeiten. Andere Regeln gelten für Menschen aus der Türkei, Russland oder anderen Nicht-EU-Staaten. Was Sie in diesen Fällen beachten müssen, kann Ihnen ein Mitarbeiter der örtlichen Agentur für Arbeit sagen.
- **Arbeitszeit.** Maximal 48 Stunden pro Woche beziehungsweise 8 Stunden pro Tag. Im Regelfall stehen der Hilfskraft pro 24 Stunden mindestens 11 Stunden ununterbrochene Pause zu. Mindestens ein Tag in der Woche muss frei sein!
- **Befristung.** Ohne besonderen Grund ist eine Befristung bis zu zwei Jahren zulässig. Bei einer Entsendung aus dem Ausland endet die Beschäftigung grundsätzlich nach maximal zwei Jahren.
- **Bezahlung.** Es gilt der aktuelle Mindestlohn. Der Sachwert der freien Unterkunft und Verpflegung wird jedes Jahr neu ausgegeben und darf nicht auf den Mindestlohn angerechnet werden.
- **Gesundheit.** Die deutschen Vorschriften zu Gesundheitsschutz am Arbeitsplatz und Mutterschutz müssen eingehalten werden.
- **Probezeit.** Eine Anstellung auf Probe ist meist nur möglich, wenn Sie den Vertrag direkt mit der Haushaltshilfe abschließen. Dann ist die Probezeit auf maximal vier Wochen begrenzt. Manche Dienstleister bieten ebenfalls eine Probezeit von zwei bis vier Wochen an.

- **Unterkunft und Verpflegung.** In der Regel wohnt und isst die Haushaltshilfe kostenfrei in einem eigenen Zimmer.
- **Urlaub.** Je nach Vertrag mindestens 24 Werktage pro Jahr.

→ Telefonieren oder Skypen

Viele Agenturen geben an, wie gut das Sprachniveau der Arbeitskräfte ist. Um das zu überprüfen, bevor eine Betreuungskraft nach Deutschland kommt, gibt es häufig die Möglichkeit, vor der Entscheidung ein Telefonat oder ein Gespräch über Skype zu führen. Das ist sehr sinnvoll – egal, ob Sie die Person anstellen oder sie entsendet wird. Auch Detailfragen lassen sich im Gespräch direkt klären.

Wenn Sie eine Hilfskraft selbst anstellen wollen, müssen Sie sich an einige rechtliche Vorgaben halten. Zur Anstellung einer Haushaltshilfe aus einem EU-Staat empfehlen wir folgende Schritte.

1. Entscheiden Sie sich für eine geeignete Haushaltshilfe.
2. Setzen Sie einen – idealerweise zweisprachigen – Arbeitsvertrag auf. Lassen Sie sich dafür von einem Anwalt oder Ihrer örtlichen Agentur für Arbeit beraten. Auch einige Wohlfahrtsverbände bieten Hilfestellungen an.
3. Beantragen Sie eine Betriebsnummer bei der Bundesagentur für Arbeit. Das ist kostenlos telefonisch möglich unter 0800 4555520. In der Regel benötigt der Betriebsnummern-Service nur Namen und Adressen von Arbeitgeber und Arbeitnehmer, eine E-Mail-Adresse oder Telefonnummer und den wirtschaftlichen Schwerpunkt, also „Private Haushalts- und Betreuungskraft“.
4. Melden Sie die Hilfskraft bei einer gesetzlichen Krankenkasse an. Die Mitarbeiter der Krankenkasse helfen bei den einzelnen Schritten und leiten die nötigen Informationen dann an die Pflege-, Renten- und Arbeitslosenversicherung weiter.
5. Schließen Sie eine Unfallversicherung für die Haushaltshilfe über die zuständige Berufsgenossenschaft ab. Weitere Informationen finden Sie, wenn Sie auf der Webseite der Deutschen Gesetzlichen Unfallversicherung (DGUV), www.dguv.de, nach „Versicherungsschutz für Haushaltshilfen“ suchen.
6. Klären Sie mit dem Finanzamt, wie und wann Sie die Lohnsteuer für die Hilfskraft bezahlen müssen. Lassen Sie sich bei Bedarf von einem Steuerberater helfen.
7. Fragen Sie bei Ihrer Privathaftpflichtversicherung nach, ob die Betreuungskraft automatisch mitversichert ist oder ob dafür eine Aufstockung erforderlich ist. Falls Ihre Versicherung älter als fünf Jahre ist, lohnt sich vermutlich ein Wechsel, da viele Anbieter in den vergangenen Jahren deutlich bessere

und günstigere Policen auf den Markt gebracht haben. Aktuelle Vergleiche veröffentlicht die Stiftung Warentest regelmäßig unter www.test.de, Suchwort: „PHV".

Mit welchen Kosten muss ich rechnen?

Wer eine Haushaltshilfe anstellt, muss ihr den Mindestlohn zahlen sowie Steuern und Versicherungen übernehmen. Außerdem müssen Sie für regelmäßige Fahrten nach Hause aufkommen. Die aktuelle Entgelt-Tabelle für jedes Bundesland sowie Regeln zu Urlaub und Kündigungsfristen finden Sie, wenn Sie unter www.zav.de nach „Entgelttabelle Haushaltshilfe" suchen.

Wer eine Betreuungskraft beschäftigt, muss ihr regelmäßig die Fahrt nach Hause bezahlen.

Außerdem gelten sogenannte Sachbezugswerte für freie Unterkunft und Verpflegung. Diese werden zum Bruttogehalt addiert, bevor Steuern und Sozialabgaben ermittelt werden. Die aktuellen Werte veröffentlicht beispielsweise der Verband der Ersatzkassen (vdek) unter www.vdek.com. Klicken Sie dort auf die Menüpunkte „Themen", „Arbeitgeber" und „Sachbezugswerte".

Folgende Beispielrechnungen sind gültig für das Bundesland Nordrhein-Westfalen (Stand: 2017).

Bruttoentgelt inklusive Sachbezüge

Bruttoentgelt:	1651 €
Sachbezugswert für kostenfreie Unterkunft:	+ 190 €
Sachbezugswert für kostenfreie Verpflegung:	+ 240 €
Brutto gesamt:	**= 2081 €**

Auf dieser Grundlage werden Steuern und Sozialabgaben berechnet. Das können Sie für jedes Gehalt und Bundesland beispielsweise unter www.brutto-netto-rechner.info tun. Als Unfallabsicherung ist grundsätzlich eine Jahresgebühr fällig, die für jedes Bundesland festgelegt ist.

Steuern und Sozialabgaben

Steuern:	23 €
Sozialabgaben (inkl. Krankenversicherung):	+ 432 €
Unfallversicherung (heruntergerechnet):	+ 2 €
Vom Arbeitgeber zu zahlende Steuern und Abgaben:	**= 457 €**

Die Gesamtkosten für den Arbeitgeber betragen demnach

Bruttoentgelt:	1651 €
Steuern und Abgaben:	+ 457 €
Gesamtkosten:	**= 2108 €**

Hinzu kommen noch die Kosten für die An- und Abreise. Je nach Heimatland der Hilfskraft sind diese durch den Fernbusverkehr relativ überschaubar und betragen etwa 40 bis 60 Euro pro Strecke. Kommt die Hilfskraft aus einem kleinen Dorf oder einem Land, das nur mit bestimmten Zuglinien erreichbar ist, können die Kosten allerdings auch deutlich hoher ausfallen.

Die Haushaltshilfe bekommt ein Nettogehalt ausbezahlt. Es errechnet sich aus dem Bruttoentgelt abzüglich ihrem Anteil an Steuern und Sozialabgaben:

Nettogehalt der Hilfskraft

Bruttoentgelt:	1 651 €
Steuern:	– 23 €
Sozialabgaben (inkl. Krankenversicherung):	– 432 €
Nettogehalt:	**1 196 €**

Einen Teil des Gehalts einer Haushaltshilfe können Sie von der Pflegekasse mitfinanzieren lassen. Dafür können Pflegebedürftige ab Pflegegrad 2 die Gelder aus folgenden Töpfen nutzen und kombinieren.

- Entlastungsbetrag: 125 Euro pro Monat
- Verhinderungspflege: 1 612 Euro pro Jahr
- Umgewidmete Kurzzeitpflege: 806 Euro pro Jahr
- Umgewidmete Sachleistungen: Höhe ist abhängig vom Pflegegrad (siehe Tabelle „Zusätzliche Leistungen der Pflegeversicherung", S. 19)

▶ **Weitere Informationen** zu osteuropäischen Haushaltskräften finden Sie auf der Website der Stiftung Warentest unter **www.test.de.**

Hilfsleistungen kombinieren – ein Praxisbeispiel

Wenn Angehörige pflegen, können sie sich unterschiedliche Hilfen von außen holen. Wie eine gute Kombination aussehen kann, zeigt folgendes Beispiel.

Welche Hilfen und Leistungen Sie im Alltag annehmen möchten, ist von Ihrer individuellen Situation abhängig. Das folgende Fallbeispiel soll verdeutlichen, wie eine gute Kombination aussehen kann und welche Mittel der Pflegekasse sich dafür nutzen lassen.

→ Walter Storch, 74 Jahre

Herr Storch hat seit vielen Jahren einen zu hohen Blutdruck. Vor zwei Wochen bekam er einen Schlaganfall und ist seitdem halbseitig gelähmt. Das MDK-Gutachten schlägt einen Pflegegrad 2 vor. Nun wird er eine Reha-Maßnahme mitmachen. Seine beiden erwachsenen Kinder, Thomas und Annette, möchten mit ihrer Mutter, Inge Storch, in der Zwischenzeit planen, wie der Alltag anschließend weitergehen soll. Zwar kann Inge noch einen Teil der Haushaltstätigkeiten erledigen, aber die Pflege ihres Mannes kann und sollte sie nicht alleine übernehmen. Thomas und Annette wohnen beide mehr als 50 Kilometer entfernt und haben außerdem selbst Kinder. Sie können also höchstens am Wochenende ihren Eltern zur Hand gehen.

Damit der Alltag trotzdem gelingt, planen die Storchs folgende Unterstützung.

Der Plan: Kombinierte Hilfe

Dreimal pro Woche soll eine Haushaltshilfe für drei Stunden zu den Storchs nach Hause kommen. Sie kann Inge beim Einkaufen, Putzen und bei der Wäsche helfen. Sie erhält pro Stunde 10 Euro brutto.

Einmal in der Woche soll zusätzlich ein Pflegedienst bestellt werden, der Walter badet und ihn rasiert. Beides fällt Inge schwer, weil ihr die Kraft fehlt und sie nicht so gut mit dem Rasierer umgehen kann. Außerdem soll der Mitarbeiter mit Walter spezielle Übungen durchführen, um seine linke, die gute Seite so weit zu stärken, dass er den Funktionsausfall rechts besser kompensieren kann. Für den Pflegedienst fallen pro Woche 45 Euro netto an.

Damit Inge etwas mehr Freizeit hat, beschließt das Ehepaar, an drei Tagen pro Woche Essen auf Rädern liefern zu lassen. Der Pflegedienst, den sie nutzen, bietet diesen Service für durchschnittlich 8 Euro pro Mahlzeit (je nach Menü) an. Auch den Hausnotruf des Dienstes wollen sie nutzen. Er kostet 18,36 Euro pro Monat.

Zweimal wöchentlich möchte Walter am Vormittag in eine Tagespflege-Einrichtung gehen. Ein Freund von ihm lebt bereits seit einigen Monaten dauerhaft im Pflegeheim und Walter hat ihn dort bisher einige Male besucht. Nun will er regelmäßig die Tagespflege des Heims nutzen, seinen Freund sehen und seiner Frau somit einige Stunden Freizeit ermöglichen. Der Halbtagessatz für die Pflege beträgt 30 Euro. Für Verpflegung und Investitionskosten kommen 15 Euro hinzu, der Bringdienst kostet 10 Euro für Hin- und Rückfahrt zusammen.

Kosten und Zuschüsse

Pro Monat (von 30 Tagen im Durchschnitt) ergeben sich somit circa:

Kosten für die Hilfsleistungen

Haushaltshilfe:	390 €
Pflegedienst:	+ 180 €
Essen auf Rädern:	+ 208 €
Hausnotruf:	+ 18 €
Tagespflege:	+ 495 €
(davon Pflege und Bringdienst:	360 €)
Gesamtkosten pro Monat:	**1 291 €**

Diese Kosten müssen Walter und Inge aber nicht alleine bezahlen. Sie können dafür verschiedene Unterstützungsleistungen der Pflegekasse in Anspruch nehmen:

Das übernimmt die Pflegekasse

Entlastungsbetrag für die Haushaltshilfe:	125 €
Sachleistung für den Pflegedienst:	+ 180 €
Umgewidmete Sachleistung in Entlastungsbetrag für die Haushaltshilfe:	+ 265 €
Umgewidmete Sachleistung in Entlastungsbetrag für den Hausnotruf:	+ 18 €
Tagespflege (nur für Pflege und Bringdienst):	+ 360 €
Übernahme durch die Pflegekasse:	**948 €**

Von den 1 291 Euro müssen Inge und Walter Storch also 343 Euro pro Monat selbst finanzieren. Da es sich bei einem Teil davon um die Verpflegung in der Tagespflege beziehungsweise das gemeinsame Mittagessen handelt, das sie ohnehin bezahlen müssten, liegen die Mehrkosten de facto nur bei etwa 150 Euro im Monat. Diese zusätzliche Belastung kann das Ehepaar gut stemmen. Gleichzeitig ist Walter gut versorgt und Inge hat sowohl mit ihm als auch für sich alleine genügend Freizeit.

Rehabilitation

Für ältere Menschen gibt es die „geriatrische Rehabilitation". Sie soll dabei helfen, dass sie im Alltag trotz verschiedener Beschwerden möglichst viel selbstständig erledigen können.

Unter einer Reha verstehen die meisten eine Maßnahme, die nach einer akuten Krankheit oder Operation dabei helfen soll, wieder auf die Beine zu kommen. Die Form der Reha, die beispielsweise nach einem Herzinfarkt oder einer Knie-OP unabhängig vom Alter üblich ist, heißt im Fachjargon „indikationsspezifische Reha". Es gibt also eine spezielle Indikation, einen akuten Grund, weshalb ein Patient eine Rehabilitation braucht.

Weit weniger bekannt ist die geriatrische Reha. Dabei ist sie gerade für ältere Menschen, die zwar Hilfe im Alltag brauchen, aber in vielen Lebensbereichen noch relativ fit sind, sehr wertvoll. Der große Vorteil der geriatrischen Reha besteht darin, dass die Patienten dort lernen, mit ihren individuellen Schwierigkeiten umzugehen und vorhandene Stärken besonders gut zu nutzen. Ärzte, Pfleger, Psychologen und Fachärzte arbeiten dafür im Team zusammen. Sie erstellen eine gemeinsame Diagnose, überprüfen die aktuelle Zusammenstellung von Medikamenten, zeigen individuell sinnvolle Übungen und erklären und trainieren die Benutzung bestimmter Hilfsmittel, die dem Reha-Patienten im Alltag weiterhelfen.

Üblich sind beispielsweise folgende Maßnahmen:

- ärztliche Behandlung und kontinuierliche Überwachung der Entwicklung
- aktivierend-therapeutische Pflege
- Krankengymnastik, Ergotherapie, Logotherapie
- psychologische und psychotherapeutische Behandlung
- Beratung zu (Pflege-)Hilfsmitteln und deren Anwendung

Das Ziel einer geriatrischen Reha ist stets, dass der Patient nachher selbstständiger seinen Alltag bewältigen kann als vorher. Das muss nicht bedeuten, dass er nach der Maßnahme keine Hilfe mehr braucht. Aber es ist beispielsweise möglich, dass Patienten nach der geriatrischen Reha wieder alleine essen, sich anziehen oder aus dem Bett aufstehen können, was ihnen vorher nicht mehr gelang. Auch individuelle Fähigkeiten, um mit der eigenen Demenz umzugehen oder einer schleichenden Depression aktiv etwas entgegenzusetzen, können das Ziel einer solchen Reha-Maßnahme sein.

Die geriatrische Reha kommt in der Regel nur für Menschen infrage, die älter als

70 Jahre sind. Eine weitere Voraussetzung ist, dass mehrere Beschwerden vorliegen, die den Alltag erschweren, aber durch eine entsprechende Reha-Maßnahme abgemildert werden können. Ob diese chronisch oder akut sind, spielt keine Rolle. Mögliche Kombinationen wären beispielsweise

- erhöhter Blutdruck, Arthrose und leichte Demenz
- Knie-OP, Sturzgefahr und Rheuma
- Diabetes, Übergewicht und leichte Depressionen
- Hüft-OP, Osteoporose und Hörschwäche

Gut zu wissen

Die Geriatrie ist die medizinische Fachrichtung, die sich explizit um die Belange älterer Menschen kümmert. Ärzte und Pfleger der Geriatrie sind dafür geschult, mehrere alterstypische Beschwerden und eventuell zusätzlich auftretende Krankheiten oder Verletzungen gemeinsam zu behandeln. Zu den alterstypischen Beschwerden zählen insbesondere Arthrose, Demenz, Diabetes, hoher Blutdruck, Inkontinenz, Osteoporose, Rheuma, Schluckbeschwerden, eine erhöhte Sturzgefahr sowie eine stark eingeschränkte Hör- und Sehfähigkeit.

- Parkinson, leichte Demenz und Inkontinenz
- starkes Übergewicht, Herzinfarkt und Sehschwäche

Da sich Ärzte, Pflegekräfte und Fachärzte im Team um die einzelnen Patienten kümmern, ist eine geriatrische Reha-Maßnahme wesentlich teurer als eine indikationsspezifische. Trotzdem wird sie von der Krankenkasse finanziert, wenn dadurch eine Pflegebedürftigkeit abgemildert oder hinausgezögert werden kann. Denn in Deutschland gilt der Grundsatz: Reha vor Pflege. Ist hingegen eine Demenz weit fortgeschritten oder der Patient bereits aus anderen Gründen stark pflegebedürftig, kommt eine geriatrische Reha meist nicht mehr infrage. Dann geht die Kasse davon aus, dass er seine Fähigkeiten durch die Maßnahme nicht mehr signifikant verbessern kann.

Eine geriatrische Reha beantragen

Damit die Maßnahme genehmigt und von der Krankenkasse bezahlt wird, müssen mindestens zwei Erkrankungen oder behandlungsbedürftige Folgeerscheinungen vorliegen und es muss eine realistische Prognose auf Besserung bestehen. Beides muss ein Arzt erkennen und dann die geriatrische Reha verordnen. Das kann sowohl der Hausarzt als auch ein Klinikarzt tun. Letzteres ist meist nach einer akuten Krankheit oder Operation der Fall. Im Befund muss der Arzt genau begründen, warum die

Maßnahme medizinisch notwendig ist und welche Besserungschancen bestehen. Den Antrag reicht der Pflegebedürftige anschließend bei seiner Krankenkasse ein.

Trotz einer ärztlichen Empfehlung kann es passieren, dass die Kasse die Maßnahme ablehnt. Ist die Ablehnung Ihrer Meinung nach falsch, sollten Sie schnellstmöglich schriftlich Widerspruch einlegen. Dieser muss gut begründet sein. Beispielsweise sollten Sie noch einmal aufzählen, welche Kriterien für eine geriatrische Reha erfüllt sind, um zu zeigen, dass eine indikationsspezifische Reha nicht ausreichen würde. Lassen Sie sich dafür vom Hausarzt unterstützen. Oftmals hat ein Widerspruch dann Erfolg. Sollte auch der Widerspruch zu keinem anderen Ergebnis führen, bleibt Ihnen als letzter Schritt der Weg zum Sozialgericht. Dieses kann einen Reha-Anspruch, wenn er gerechtfertigt ist, binnen weniger Tage durchsetzen.

Die geriatrische Reha nutzen

Wenn die geriatrische Reha-Maßnahme bewilligt ist, prüft die Krankenkasse zunächst, ob eine ambulante, stationäre oder mobile Reha am sinnvollsten ist. Zwar hat der Antragsteller hier ein Mitspracherecht, doch keine vollständige Wahlfreiheit. Sind alle nötigen Fachärzte und Hilfskräfte auch vor Ort erreichbar, werden meist nur die Kosten für eine ambulante Reha übernommen. Der Patient bleibt also zu Hause wohnen und sucht für die einzelnen Maßnahmen verschiedene Ärzte und Pflege-Einrichtungen auf. Kommen mehrere Ärzte für die gleiche Behandlung infrage, hat er die freie Wahl, wohin er geht. Die Fahrtkosten werden grundsätzlich erstattet.

→ Wie lange dauert die Reha-Maßnahme?

In der Regel wird eine geriatrische Reha-Maßnahme zunächst für 14 bis 21 Behandlungstage bewilligt. Bei der ambulanten Reha können sich diese über einen oder mehrere Monate strecken, die stationäre Reha wird am Stück genommen. Stellt sich in den letzten Tagen heraus, dass weiterer Behandlungsbedarf besteht, können Sie einen Verlängerungsantrag bei der Krankenkasse stellen. Maximal 35 Tage sind insgesamt möglich. Für die ersten 28 Behandlungstage müssen Patienten 10 Euro pro Tag zuzahlen. Für die weiteren Tage fallen dann keine Zuzahlungen mehr an.

Wenn nicht alle Fachkräfte vor Ort sind oder es für die Kasse günstiger wäre, den Patienten für die Maßnahme in eine Reha-Klinik zu schicken, finanziert sie eine stationäre Reha. Der Patient zieht dann für die Zeit der Behandlung in eine Reha-Einrichtung und wird dort verpflegt und medizinisch versorgt. Theoretisch besteht auch bei einer stationären Reha Wahlfreiheit. Allerdings gibt es oft Versorgungsverträge zwischen Krankenkassen und bestimmten Reha-Betrieben. Wenn der Patient sich für eine andere Einrichtung entscheidet, werden unter Umständen bloß die Kosten für die günstigere übernommen. Auch wenn jemand eine stationäre Reha vorzieht, aber nur die Kosten für eine ambulante Maßnahme genehmigt wurden, muss er die Differenz tragen.

Eine dritte Variante ist die mobile Reha, die aber nur selten infrage kommt – nämlich dann, wenn es keine passende stationäre Reha-Einrichtung in der Nähe gibt und der Patient nicht in der Lage ist, zu den einzelnen Behandlern vor Ort zu fahren. Dann kommen alle nötigen Ärzte, Therapeuten und Pfleger für die Maßnahmen zum Patienten nach Hause. Das kann etwa auch dann sinnvoll sein, wenn der Patient ein Trauma hat, das es ihm erschwert, die eigenen vier Wände zu verlassen. Besteht Hoffnung, dass sich dieses Trauma in einigen Sitzungen in Kombination mit weiteren Behandlungen zu Hause lindern lässt, ist eine mobile geriatrische Reha eine gute Lösung.

„Die Reha kann sowohl dem Pflegebedürftigen als auch den Angehörigen den Alltag in den kommenden Jahren sehr erleichtern.

Wenn eine Pflegebedürftigkeit zum ersten Mal auftritt, bestehen je nach Situation sehr gute Chancen, die Fähigkeiten des Betroffenen durch eine geriatrische Reha noch einmal zu verbessern oder längerfristig zu stabilisieren. Das ist besonders, aber nicht ausschließlich nach Operationen oder akuten Krankheiten der Fall. Erkundigen Sie sich deshalb beim Sozialdienst des Krankenhauses oder bei Ihrem Hausarzt, ob dieser eine geriatrische Reha für sinnvoll und einen Antrag für aussichtsreich hält. Wenn ja, sollten Sie diese Maßnahme in jedem Fall beantragen. Die Reha kann sowohl dem Pflegebedürftigen als auch den Angehörigen den Alltag in den kommenden Jahren sehr erleichtern.

Interview: „Alle Behandler ziehen an einem Strang"

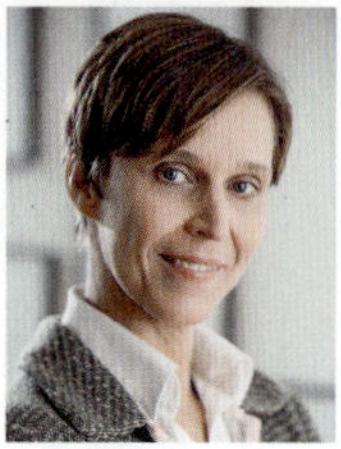

Heike Morris ist Anwältin und juristische Leiterin der Unabhängigen Patientenberatung Deutschland (UPD). Sie rät allen älteren Menschen, einen Anspruch auf eine geriatrische Reha prüfen zu lassen und diesen, wenn möglich, so früh es geht zu nutzen.

Warum ist eine geriatrische besser als eine normale Reha-Maßnahme?

Bei einer indikationsspezifischen Reha-Maßnahme, zum Beispiel nach einer Hüft-Operation, wird der Fokus darauf gelegt, mit dem neuen Hüftgelenk möglichst wieder die gleiche Mobilität zu erreichen. Bei einer geriatrischen Reha-Maßnahme, etwa nach der Hüft-Operation einer Person, die zusätzlich sturzanfällig und leicht demenzkrank ist, wird eine Gesamtanamnese gemacht und alles behandelt. Es gibt also nicht nur Physiotherapie für das Hüftgelenk, sondern auch Training gegen die Sturzgefahr, psychologische Betreuung und eine auf die Situation abgestimmte Medikation. Je mehr altersbedingte Krankheiten und Einschränkungen zusammenkommen, desto sinnvoller ist eine geriatrische Reha.

Ist eine Behandlung aller Probleme so ungewöhnlich?

Normalerweise wird in einer Reha nur ein akutes Problem behandelt. Die Besonderheit der geriatrischen Reha besteht darin, dass mehrere Beschwerden vorliegen und die Heilbehandler an einem Strang ziehen, um alle individuellen Probleme des Patienten anzugehen. Dabei wird auch direkt überprüft, welche Medikamente die Person normalerweise einnimmt und ob diese zusammenpassen. So soll vermieden werden, dass sich eine Fähigkeit verbessert und eine andere gleichzeitig verschlechtert.

Woher weiß ich, ob mir eine geriatrische Reha zusteht?

Im Idealfall sollte der Hausarzt oder der Sozialdienst im Krankenhaus Sie darüber aufklären. Passiert das nicht, fragen Sie aktiv nach. Was viele nicht wissen: Auch wenn Sie keine akute Krankheit haben, können Sie eine geriatrische Reha bewilligt bekommen. Das ist der Fall, wenn kleinere Beschwerden sich schleichend so weit verschlimmern, dass sie eine große Belastung im Alltag darstellen. Viele Senioren finden sich damit ab, dass sie im Alter vieles nicht mehr können. Oder sie schämen sich dafür. Doch manche Entwicklungen lassen sich aufhalten oder mit kleinen Tricks umgehen. Ein Kontinenztraining beispielsweise hilft auch sehr alten Patienten, eine größere Menge Urin bei sich zu behalten. Und auch Senioren, die immer wackeliger auf den Beinen werden, können durch gezieltes Training wieder mehr Sicherheit gewinnen. Diese und weitere Fertigkeiten können Sie abgestimmt auf Ihr Leben in einer geriatrischen Reha lernen. Nur wenn Sie innerhalb der vergangenen vier Jahre schon an einer Reha-Maßnahme teilgenommen haben, erlischt der Anspruch.

Was spricht für eine ambulante und was für eine stationäre Reha?

Die ambulante Reha findet vor Ort statt, sodass der Patient nicht aus seiner gewohnten Umgebung herausgerissen wird. Vielen Senioren kommt das sehr gelegen. Außerdem ist eine ambulante Reha meist günstiger und wird daher eher bewilligt. Allerdings ist sie mit täglichen Fahrzeiten verbunden, die für Senioren unpraktisch und langwierig sein können.

Zu einer stationären Maßnahme muss der Patient nur einmal hin- und am Ende zurückfahren. Neben einer umfassenden Betreuung hat das den Vorteil, dass man nicht vom eigenen Haushalt oder anderen Alltagskleinigkeiten abgelenkt wird. Wenn allerdings noch ein gesunder Partner mit im Haushalt lebt, muss man diesen für einige Wochen verlassen. Oder er kommt auf eigene Kosten mit. Nur in Ausnahmefällen bezahlt die Krankenkasse auch für die Unterbringung des gesunden Partners in der stationären Reha-Einrichtung, etwa wenn nur so die Stabilität des kranken Partners gewährleistet werden kann. Dafür ist allerdings ein separater Antrag mit einem gut begründeten Attest nötig.

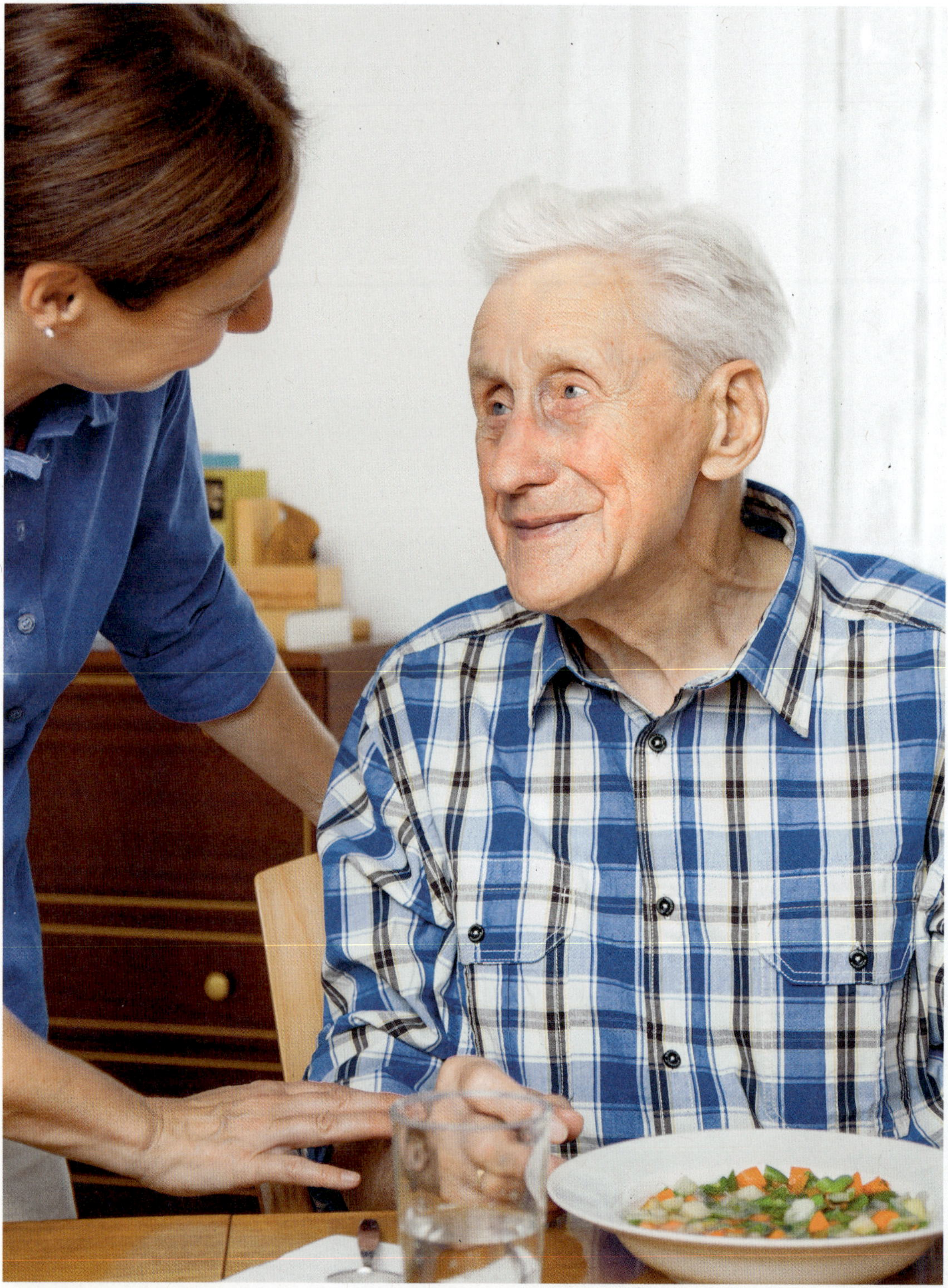

Wohnmodelle mit Pflege

Wenn die Pflege zu Hause nicht möglich oder sinnvoll ist, müssen Pflegebedürftige in eine stationäre Einrichtung umziehen. Entgegen ihrem Ruf werden Pflegeheime immer besser. Zudem gibt es mittlerweile gute Alternativen zum klassischen Heim.

Nicht immer ist die Pflege zu Hause die beste Variante. Wenn jemand keine Kinder hat, diese weit weg wohnen oder nicht genügend Zeit und Kraft für die Pflege aufbringen können, ist eine gute Versorgung in den eigenen vier Wänden häufig nicht möglich. Auch wenn sich der gesündere Partner eine Zeitlang um den anderen gekümmert hat, tritt meist irgendwann der Zeitpunkt ein, an dem es nicht mehr geht.

Sich einzugestehen, dass die Pflege zu Hause nicht (mehr) möglich ist, fällt vielen Menschen schwer. Oft quälen sich ältere Paare oder pflegende Einzelkinder monatelang durch den Alltag, weil sie ihre Liebsten nicht in ein Heim „abschieben“ wollen. Sie ertragen Schlaflosigkeit und andauernde Erschöpfung, verlieren ihre eigenen Bedürfnisse aus den Augen und versuchen bestmöglich, alle Aufgaben zu bewältigen. Das kann dazu führen, dass sie irgendwann gesundheitlich derart mitgenommen sind, dass sie die Pflege nicht mehr fortsetzen können. Dann muss der Pflegebedürftige oft von heute auf morgen den nächstbesten Heimplatz annehmen, der frei wird. So tritt mitunter genau das ein, was die Betroffenen nicht wollten: Sie haben keine Wahl mehr, sondern müssen eine eigentlich unerwünschte Betreuungsform akzeptieren.

Um nicht in diese Situation zu geraten, ist es sinnvoll, sich frühzeitig über Wohnmodelle mit angegliederter Pflege zu informieren. Denn nur wer die verschiedenen Möglichkeiten und deren Vor- und Nachteile kennt, hat die Chance, eine Wahl zu treffen, die zu ihm passt. Daher empfehlen wir Ihnen, sich zu erkundigen:

- Welche Pflege-Einrichtungen und -Wohnformen gibt es in Ihrer Nähe?
- Wie ist der übliche Tagesablauf?
- Welche Vor- und Nachteile hätte das?
- Wie sehr unterscheiden sich die Kosten?
- Welche Zuschüsse gäbe es für die jeweilige Wohnform von der Pflegekasse?
- Welche Einrichtung käme infrage?
- Wie schneidet sie bei Bewertungen ab?
- Was wissen Pflegeberater oder Freunde darüber?
- Gibt es die Möglichkeit, für einige Zeit zur Probe dort zu wohnen?

Objektiv betrachtet ist es recht praktisch, in einer stationären Pflege-Einrichtung zu leben. Haushalt und Verpflegung sind organisiert, es gibt eine pflegerische Betreuung rund um die Uhr, und in guten Heimen und Wohngemeinschaften können die Bewohner auf Wunsch an Gruppenangeboten teilnehmen. Die Angehörigen sind deutlich weniger gefordert und können tatsächlich Qualitätszeit mit Eltern, Schwiegereltern oder dem Partner verbringen. Stimmt die Versorgung, können daher alle Beteiligten von einer Pflege-Einrichtung profitieren.

Trotzdem sehen viele Familien es als Niederlage an, wenn ein pflegebedürftiger Angehöriger in ein Heim ziehen muss. Das Bild vom Pflegeheim als unpersönlicher Verwahrungsanstalt mit strengen Regeln und wenig Entscheidungsfreiheit ist immer noch präsent. Das tut aber zahlreichen guten Einrichtungen unrecht. Viele klassisch geführte Heime mit Einzelzimmern im großen Haus können einen schönen Lebensabend mit Rund-um-die-Uhr-Betreuung ermöglichen. Zudem haben sich weitere Wohnmodelle mit unterschiedlich ausgeprägtem Pflege-Anteil in den vergangenen Jahren herausgebildet. Sie werden verschiedenen Bedürfnissen und Wünschen der Pflegebedürftigen gerecht und können beispielsweise eine gute Möglichkeit sein, wenn ein Partner sehr viel Hilfe im Alltag braucht, der andere aber noch recht fit ist.

Erkundigen Sie sich nach bestehenden und geplanten Einrichtungen in der Nähe. Das geht bei Pflegeberatungsstellen, Wohlfahrtsverbänden und der Stadtverwaltung. Vielleicht sind Sie überrascht, was es alles gibt. Eventuell haben Sie auch die Chance, den Aufbau einer Einrichtung mitzugestalten, die dann besonders gut zum Pflegebedürftigen passt. Wohnberater können Ihnen häufig die Ansprechpartner für neue Einrichtungen nennen. Ob und wo es Wohnberater in Ihrer Nähe gibt, erfahren Sie bei der zuständigen Stelle Ihres Bundeslandes, zu finden unter www.wohnungsanpassung-bag.de im Bereich „Beratungsangebote“.

Kurzfristige stationäre Pflege

Ist die Versorgung zu Hause akut nicht möglich, können Sie die Kurzzeitpflege nutzen. Die Rund-um-die-Uhr-Betreuung ist für spontane, vorübergehende Situationen gedacht.

Manchmal nutzt alle Planung und Organisation nichts. Ein Pflegebedürftiger kann von jetzt auf gleich nicht mehr zu Hause versorgt werden, und es muss eine schnelle Lösung her. Für solche plötzlich eintretenden Situationen ist die Kurzzeitpflege gedacht. Es handelt sich dabei um eine vollstationäre Versorgung, also eine Rund-um-die-Uhr-Betreuung, in einem Pflegeheim oder einer unabhängigen Sozialstation. Einen Kurzzeitpflegeplatz können Sie spontan für bis zu acht Wochen im Jahr nutzen, wenn die Pflege zu Hause weder durch Angehörige noch durch einen Pflegedienst möglich ist.

Das kann zum Beispiel der Fall sein, wenn

- die eigentliche Pflegeperson krank wird,
- die eigentliche Pflegeperson Urlaub oder Abstand von der Pflege braucht,
- sich der Gesundheitszustand des Pflegebedürftigen schlagartig verschlechtert,
- sich der Gesundheitszustand des Pflegebedürftigen nach einer Krankheit oder einem Unfall stabilisieren soll, bevor er eine Reha-Maßnahme beginnen kann,
- die Pflegebedürftigkeit überraschend auftritt und die Angehörigen die Pflege nicht sofort übernehmen können,
- Umbauten in der Wohnung oder dem Haus des Pflegebedürftigen nötig sind,
- der Pflegebedürftige eine Einrichtung testen möchte, bevor er eventuell langfristig dort einzieht.

Angeboten werden Kurzzeitpflegeplätze von vielen Pflegeheimen. Manche Einrichtungen halten grundsätzlich einige Plätze für die Kurzzeitpflege frei. Andere bieten nur in der Ferienzeit vorübergehende Betreuung an. Wohlfahrtsverbände und freie Träger haben zum Teil auch Kurzzeitpflegeplätze an ihre Sozialstationen angegliedert. Welche Einrichtung in Ihrer Nähe wie viele Plätze anbietet, wissen Pflegestützpunkte und Wohlfahrtsverbände.

Kurzzeitpflege mit Pflegegrad

Wer Kurzzeitpflege braucht, kann diese relativ spontan nutzen, sofern ein Platz in einer Einrichtung frei ist. Der Pflegebedürftige zieht dann für einige Wochen in ein Heim oder eine Sozialstation und wird dort versorgt. Der Unterschied zu einem normalen vollstationären Heimplatz ist lediglich der, dass die Kurzzeitpflege nur vorübergehend ist. Ein Anspruch besteht für maximal acht

Wochen pro Jahr. Diese müssen Sie aber nicht am Stück nehmen, Sie können die Zeit auch aufteilen.

Die Kosten für die Kurzzeitpflege setzen sich – je nach Bundesland – aus zwei bis drei Komponenten zusammen:

- Pflege und Betreuung
- Unterkunft und Verpflegung
- gegebenenfalls Investitionskosten (zum Beispiel für Instandhaltung)

Die Kasse bezuschusst die Pflege mit 1612 Euro pro Jahr ab Pflegegrad 2. Das entspricht 201,50 Euro pro Woche. In allen Pflegegraden können Sie auch den Entlastungsbetrag von 125 Euro pro Monat für die Finanzierung der Pflege nutzen. Unterbringung und Verpflegung sowie die Investitionskosten hingegen müssen Pflegebedürftige grundsätzlich selbst bezahlen. Allerdings kann es sein, dass eine Einrichtung für einen Kurzzeitpflegeplatz mehr Geld verlangt als für einen regulären Heimplatz, weil die vorübergehende Unterbringung mit mehr Aufwand verbunden ist. Es lohnt sich daher, verschiedene Einrichtungen auch finanziell miteinander zu vergleichen.

Kann der Gast die Kosten weder durch monatliche Einnahmen noch durch Ersparnisse bezahlen, müssen Angehörige unter bestimmten Bedingungen einspringen. Können weder der Pflegebedürftige noch die Angehörigen die Kosten stemmen, bezahlt das Sozialamt auf Antrag die Differenz. Wo und wie Sie dort die nötigen Gelder beantragen können und welche Voraussetzungen erfüllt sein müssen, erklären wir Ihnen im Abschnitt „Hilfe vom Staat“ ab S. 48.

→ Kurzzeitpflege im Heim und Verhinderungspflege zu Hause

Diese beiden Maßnahmen schließen einander nicht aus. Im Gegenteil: Sie können entweder beides nutzen oder einen Teil der Zuschüsse für die andere Variante beantragen. So lassen sich bis zu zwei Wochen Kurzzeitpflege pro Jahr in Verhinderungspflege umwandeln. Sie erhalten dann bis zu 806 Euro mehr, also maximal 2418 Euro für die Verhinderungspflege pro Jahr. Wollen Sie stattdessen lieber Ihren Anspruch auf Verhinderungspflege reduzieren oder darauf verzichten, können Sie ihn für bis zu sechs Wochen pro Jahr in Kurzzeitpflege umwandeln. Sie erhalten dann bis zu 1612 Euro mehr, also maximal 3224 Euro für die Kurzzeitpflege pro Jahr. Auf diese Weise gesteht der Gesetzgeber den Angehörigen und Pflegebedürftigen mehr Wahlfreiheit zu.

Kurzzeitpflege ohne Pflegegrad

Um einen Kurzzeitpflegeplatz zu erhalten, braucht man nicht zwingend einen Pflegegrad. So sollen auch Patienten nach einem Unfall oder einer Krankheit die Möglichkeit auf vorübergehende Pflege bekommen.

Checkliste

Kurzzeitpflege optimal nutzen

Egal ob mit oder ohne Pflegegrad: Scheuen Sie sich nicht, das Angebot der Kurzzeitpflege zu nutzen. Es kann Sie als Pflegende enorm entlasten, und Ihr pflegebedürftiger Angehöriger hat die Möglichkeit, für einige Wochen das Leben in einer stationären Einrichtung zu testen. Wenn Sie sich im Vorhinein gut informieren, ist die Gefahr gering, dass Sie an eine schlechte Einrichtung geraten. Sammeln Sie am besten alle Informationen, bevor der Notfall eintritt, damit Sie dann schnell handeln können. Die Einrichtungen, die Kurzzeitpflege anbieten, finden Sie über die Pflegefinder der Krankenkassen. Diese Kriterien helfen bei der Entscheidung:

- ☐ **Auswahl.** Wenn Sie mehrere potenzielle Anbieter gefunden haben, fragen Sie, ob es Angebote speziell für Kurzzeitpflege-Bewohner gibt. Das können zum Beispiel Hilfen zur Mobilisation oder aktivierende Pflege sein. Achten Sie darauf, dass auf individuelle Wünsche und Bedürfnisse eingegangen wird, auch wenn Ihr Angehöriger nur für einige Tage oder Wochen bleibt.

- ☐ **Einblick.** Durch die Kurzzeitpflege können Pflegebedürftige einen Einblick in das Alltagsleben in einer Pflege-Einrichtung gewinnen. Das kann helfen, Vorurteile abzubauen. Außerdem haben sie nach dem Aufenthalt vermutlich eine genauere Vorstellung davon, welche Angebote ihnen bei einem dauerhaften Aufenthalt wichtig wären. Darauf können Sie achten, wenn es später dazu kommt.

- ☐ **Länge.** Jeder Versicherte hat pro Jahr Anspruch auf maximal acht Wochen Kurzzeitpflege. Wenn Sie geschickt planen, können Sie diese über den Jahreswechsel für bis zu 16 Wochen am Stück nutzen. Zusätzlich lässt sich der Anspruch auf Verhinderungspflege umwidmen (siehe S. 132).

- ☐ **Ferien.** In den Schulferien sind die Kurzzeitpflege-Plätze besonders begehrt. Wenn Sie die Kurzzeitpflege in den Sommerferien oder über den Jahreswechsel nutzen wollen, sollten Sie nach Möglichkeit einen Platz im Voraus reservieren.

Auch wenn sich eine Pflegebedürftigkeit abzeichnet und die Pflege zu Hause (vorerst) nicht möglich ist und auch noch kein Pflegegrad festgelegt wurde, können Sie die Kurzzeitpflege ohne Pflegegrad nutzen. Wenn allerdings ein Angehöriger nach einem Unfall oder einer Krankheit die Pflege des Patienten zu Hause übernehmen könnte, muss er das auch tun. Zur Entlastung eines Angehörigen lässt sich die Kurzzeitpflege ohne Pflegegrad nämlich nicht nutzen.

Sind die Voraussetzungen für die Kurzzeitpflege ohne Pflegegrad erfüllt, gibt es einen Zuschuss von der Krankenkasse. Dann geht diese davon aus, dass der Gesundheitszustand des Patienten sich im Laufe der Kurzzeitpflege wieder verbessert. Wird nach einigen Wochen ein Pflegegrad ausgestellt, übernimmt die Pflegekasse ab diesem Zeitpunkt die Finanzierung. So oder so beträgt der Anspruch auf Kurzzeitpflege maximal acht Wochen pro Jahr.

Langfristige stationäre Pflege

Können Pflegebedürftige nicht daheim versorgt werden, ziehen sie meist auf Dauer in eine stationäre Einrichtung. Mit etwas Planung finden Sie ein gutes Pflegeheim.

Unter dem Begriff „stationäre Pflege-Einrichtung" verstehen die meisten Menschen ein Heim. Tatsächlich sind klassische Pflegeheime nach wie vor die häufigste Wohnform für Menschen, die eine dauerhafte Betreuung brauchen oder deren Angehörige die nötige Pflege nicht leisten können. Allerdings gibt es auch andere Formen der stationären Pflege, die mehr Freiheiten erlauben und eher einem Wohnen in den eigenen vier Wänden entsprechen. Zusätzlich entwickeln sich Wohnformen mit ambulanter oder teilstationärer Pflege, die eine gute Alternative zur stationären Versorgung darstellen können. Näheres dazu lesen Sie unter „Alternativen zum Pflegeheim" ab S. 142.

Auch die Wohnverhältnisse in Pflegeheimen haben sich in den vergangenen Jahren deutlich gebessert, sodass sich immer mehr Menschen dort wohlfühlen. Das liegt zum einen daran, dass es mehr Anbieter gibt, die in Konkurrenz zueinander getreten sind und die regelmäßig miteinander verglichen werden. Dadurch ist die allgemeine Versorgungsqualität gestiegen. Zum anderen schreibt der Gesetzgeber seit Anfang 2017

Gut zu wissen

In allen Pflegeheimen ist es möglich, als Besucher zum Mittagessen, Kaffeetrinken oder Abendbrot zu kommen. Das hat nicht nur den Vorteil, dass die Heimbewohner soziale Kontakte beibehalten können – sie haben auch schon vor dem Einzug die Möglichkeit, die Stimmung im Heim zu testen, indem sie dort gelegentlich essen. So fällt die Wahl eines geeigneten Pflegeheims leichter. Außerdem ist der Umzug eine weniger große Umstellung für den Pflegebedürftigen, wenn er die Abläufe bei den Mahlzeiten bereits kennt.

mehr Personal vor. Dieses soll sich nicht vorrangig um die Pflege, sondern um tatsächliche Betreuung im Sinne von Freizeitgestaltung kümmern. Das wertet den Alltag für alle Bewohner auf. Alle Pflegebedürftigen in einem Heim haben darauf einen Rechtsanspruch.

Auch die individuelle Wohnsituation hat sich verbessert. So bekommen Pflegebedürftige mittlerweile in vielen Heimen ein Einzelzimmer, das sie weitestgehend nach ihren Wünschen einrichten können. Oft gibt es einen Garten, den die Bewohner gemeinsam nutzen, und es werden freiwillige Aktionen angeboten, wie Singkreise, Bastelnachmittage oder Backaktionen. An den Mahlzeiten können auch Außenstehende teilnehmen, sodass ein soziales Miteinander von Heimbewohnern, ihren Familienangehörigen und anderen Besuchern möglich ist.

Was zahlt die Pflegekasse?

Ein Pflegegrad ist nicht zwingend Voraussetzung, um in einem Pflegeheim zu wohnen. Doch viele Menschen ziehen das Leben in den eigenen vier Wänden einem Umzug ins Pflegeheim vor, so lange es nur geht. Daher ist ein Pflegegrad eher die Regel als die Ausnahme für Bewohner eines Pflegeheims. Hinzu kommt, dass es nur dann Geld von der Pflegekasse gibt, wenn ein Pflegegrad vorliegt. Diese finanzielle Unterstützung brauchen die meisten Bewohner, denn die Rundum-Versorgung im Pflegeheim ist deutlich teurer als das Leben in einer Privatwohnung.

Wenn Ihr Angehöriger aus akuten Gründen ins Pflegeheim kommt, kann die Begutachtung der Pflegebedürftigkeit auch dort stattfinden. Der Gutachter vom MDK oder von Medicproof kommt dann ins Heim und führt vor Ort die Befragung und alle nötigen Übungen durch. Welche das sind, lesen Sie ausführlich im Abschnitt „Den Pflegegrad ermitteln“ ab S. 34. In solchen akuten Situationen muss die Pflegeversicherung besonders schnell reagieren. Binnen zwei Wochen muss der Gutachter kommen und einen Pflegegrad vorschlagen.

Die Gesamtkosten für das Wohnen im Pflegeheim werden seit Januar 2017 neu berechnet. Grundsätzlich gibt es – je nach Bundesland – zwei bis vier Kostenpunkte:

- Pflege und Betreuung
- Unterkunft und Verpflegung
- gegebenenfalls Investitionskosten (zum Beispiel für Instandhaltung)
- gegebenenfalls Ausbildungsumlage

Die Pflegekasse beteiligt sich lediglich an den Kosten für Pflege und Betreuung. Dank des neuen Systems sind die Eigenanteile, die Pflegebedürftige im Pflegegrad 2 bis 5 zahlen müssen, innerhalb eines Heims für jeden Bewohner gleich hoch. Denn der sogenannte Einrichtungseinheitliche Eigenanteil (EA) wird für jedes Heim individuell berechnet und setzt sich aus der Anzahl der Bewohner und deren Pflegebedürftigkeit zusammen. Wer die genaue Formel wissen möchte, der findet unter www.fokus-pflegerecht.de im Bereich „Arbeitshilfen“ unter „Berechnungshilfen und Co.“ einen Link zu einem entsprechenden Beitrag.

Wenn sich die Zusammensetzung der Bewohner ändert, wird auch der EA angepasst. Wird beispielsweise ein Bewohner von Pflegegrad 2 auf Pflegegrad 3 hochgestuft, berechnet das Heim den EA für sämtliche Bewohner neu, sodass jeder anschließend ein paar Euro mehr pro Monat zahlen muss. Wenn ein Bewohner mit Pflegegrad 4 stirbt und jemand mit Pflegegrad 2 in dessen Zimmer einzieht, sinkt der EA für alle Bewohner.

Die restlichen Kosten, die automatisch durch einen höheren Pflegegrad entstehen, übernimmt die Kasse ab Pflegegrad 2. Das sind monatlich bis zu

- 770 Euro in Pflegegrad 2
- 1262 Euro in Pflegegrad 3
- 1775 Euro in Pflegegrad 4
- 2005 Euro in Pflegegrad 5

Menschen mit Pflegegrad 1 können von ihrer Kasse höchstens einen Zuschuss zur Pflege über den Entlastungsbetrag erhalten. Die Gesamtkosten sind abhängig vom Einrichtungseinheitlichen Eigenanteil (EA) des Heims.

Der Monatsbeitrag für das Heim berechnet sich für Pflegegrad 1 laut Gesetz wie folgt:

(EA des Heims + 770 €) x 0,78

Die Zuschüsse von der Pflegeversicherung sind höher als die Leistungen für die ambulante Versorgung in den entsprechenden Pflegegraden. Um die höheren Sätze für das Leben in einer stationären Einrichtung bewilligt zu bekommen, müssen die Pflegebedürftigen nachweisen, dass eine Versorgung zu Hause nicht mehr möglich war. Denn in Deutschland gilt der Grundsatz „ambulant vor stationär“. Zwar darf man auch aus persönlichen Gründen in ein Pflegeheim ziehen, doch dann gelten die gleichen Regeln wie ohne Pflegegrad: Es gibt kein Geld von der Pflegekasse. Wie genau definiert ist, ab wann die Pflege zu Hause nicht mehr möglich ist, lesen Sie unter „Kurzfristige stationäre Pflege", ab S. 131.

Können Heimbewohner die anfallenden Kosten nicht aus regelmäßigem Einkommen und den Auszahlungen einer privaten Pflegeversicherung stemmen, müssen die Pflegebedürftigen zunächst ihr eigenes Vermögen fast vollständig aufbrauchen. Erst danach springt das Sozialamt auf Antrag ein. Anschließend überprüft dieses, ob die Angehörigen einen Teil der Kosten übernehmen können. Ist das der Fall, fordert das Sozialamt die entsprechenden Beträge von den Angehörigen zurück (siehe S. 48). Lebt gleichzeitig noch ein Partner zu Hause, steht diesem dann allerdings nur noch ein gedeckelter Anteil des gemeinsamen Einkommens zum Leben zu.

Ein gutes Pflegeheim finden

In Deutschland sind Pflegeheime nahezu flächendeckend vertreten. Doch die Qualität der Pflege und Ausstattung ist sehr unterschiedlich. Auch die Kosten variieren je nach Region stark. Wenn Sie ein gutes Pflegeheim aussuchen wollen, das besonders zu den Wünschen und Bedürfnissen Ihres Angehörigen passt, braucht das etwas Zeit (siehe Checkliste ab S. 138).

Eine erste Orientierung können die Pflegenoten des Medizinischen Dienstes der Krankenkassen (MDK) bieten. Er prüft mindestens einmal pro Jahr jedes Pflegeheim in festgelegten Kategorien und vergibt anschließend Einzelnoten und eine Gesamtbewertung. Nach Pflegeheimen in Ihrer Nähe können Sie in den Pflegefindern der Krankenkassen suchen, zum Beispiel:

- www.pflegelotse.de
- www.bkk-pflegefinder.de
- www.aok-pflegeheimnavigator.de
- www.der-pflegekompass.de

Viele moderne Pflegeheime bieten jedem Bewohner ein Einzelzimmer mit Toilette und eigenem Badezimmer. Für Paare stehen häufig kleine Appartements zur Verfügung. Beide Varianten können Sie meist mit eigenen Möbeln ausstatten und individuell dekorieren. Das macht es vielen Menschen leichter, sich im Heim auch zu Hause zu fühlen. Nur bei Bedarf wird ein Pflegebett organisiert. Das ist höhenverstellbar und der Lattenrost lässt sich individuell einstellen. So ist die Arbeit für das Pflegepersonal einfacher und das Liegen bequemer. Es ist allerdings recht teuer. Erkundigen Sie sich bei Bedarf nach einem Zuschuss bei der Pflegekasse oder nach der Möglichkeit, es von der Kranken- oder Pflegekasse leihweise zu bekommen.

In einigen älteren Pflegeheimen gibt es auch noch Doppelzimmer mit zum Teil festgelegter Ausstattung. Wenn Ihr Angehöriger gerne seine Ruhe genießt, sollten Sie darauf achten, dass er nach Möglichkeit kein solches Zimmer bekommt. Allerdings gibt es auch ältere Menschen, die in der letzten Zeit in den eigenen vier Wänden oft unter Einsamkeit litten. Für diese ist es manchmal von Vorteil, sich im Heim ein Zimmer mit einer anderen Person zu teilen, sofern sich die beiden gut verstehen. Gerade bei einer noch nicht zu stark fortgeschrittenen Demenz kann regelmäßiger Kontakt die Fähigkeiten häufig noch einmal verbessern. Daher muss ein Doppelzimmer nicht grundsätzlich eine schlechte Wahl sein.

Wenn Sie sich für ein Heim entschieden haben und dort noch ein Platz frei ist, schließen Sie einen Heimvertrag ab. Damit dieser Vertrag nicht zu Ungunsten des zukünftigen Bewohners gestaltet wird, ist dieser durch das Gesetz besonders geschützt. So haben Pflegebedürftige und Ihre Angehörigen ein Recht darauf, sämtliche Informationen über das Heim vor Vertragsabschluss zu erhalten. Dazu gehören die folgenden Auskünfte:

- Angaben über Lage und Ausstattung
- Beschreibungen des Einzelwohnraums und der Gruppenräume
- Details zu den möglichen Pflege- und Betreuungsleistungen
- Auskunft über die Benotung des MDK inklusive Unternoten
- Informationen zu den Kosten, aufgeschlüsselt nach Eigenanteil für Pflege und Betreuung, Kosten für Wohnraum, Verpflegung und gegebenenfalls Investitionskosten und Ausbildungskosten

Damit ein Anbieter nicht vorher mehr verspricht, als er anschließend bieten kann, ist er gesetzlich dazu verpflichtet, sich an seine Beschreibungen zu halten. Das gilt auch für den Fall, dass im Vertrag andere Angaben stehen. Selbst wenn Sie einen Vertrag mit

Checkliste

Ein gutes Pflegeheim finden

- ☐ **Vorbereitung.** Legen Sie nach Möglichkeit gemeinsam mit dem Pflegebedürftigen persönliche Anforderungen an das Pflegeheim fest. Entscheidend sind in der Regel die Lage, Ausstattung, Kosten, allgemeine Versorgung und Freizeitgestaltung. Notieren Sie die Ergebnisse. Die Pflegeheim-Checkliste der Weissen Liste kann dabei eine gute Hilfe sein. Sie finden sie unter www.weisse-liste.de im Bereich „Pflege".
- ☐ **Orientierung.** Suchen Sie im Internet nach Pflegeheimen in der Umgebung. Das können Sie über den

Pflegefinder Ihrer Krankenkasse tun. Fast jedes Heim hat mittlerweile eine Webseite mit Informationen und Fotos. Die Internetrecherche hat den Vorteil, dass Sie sich alles in Ruhe ansehen und überprüfen können, welche Heime zu Ihren Vorstellungen passen. Alternativ oder zusätzlich können Sie sich beim Pflegeberater, in Wohlfahrtsverbänden, in der Gemeindeverwaltung oder beim Sozialamt nach Heimen erkundigen. Auch die Sozialstationen in Kliniken helfen weiter.

- ☐ **Benotung**. Um die Qualität einzelner Heime sinnvoll miteinander vergleichen zu können, kommt es nicht nur auf die Gesamtwertung, sondern insbesondere auf die Note für „Pflege und medizinische Versorgung" an. Individuell können weitere Unterpunkte wichtig sein, wie etwa der Umgang mit Demenz oder chronischen Schmerzen. Sollten ein oder mehrere Unterpunkte mit „mangelhaft" bewertet sein, nehmen Sie besser Abstand von dem Heim – auch wenn Ihnen dieser Faktor nicht ganz so wichtig ist.
- ☐ **Infomaterial.** Wenn Sie eine Vorauswahl getroffen haben, rufen Sie in den Heimen an und lassen Sie sich schriftliche Infomaterialien zuschicken. Besonders wichtig sind Versorgungskonzept und Hausordnung. Haben Sie diese, können Sie mit dem Pflegebedürftigen die Auswahl weiter eingrenzen.
- ☐ **Besuchstermin.** Vereinbaren Sie anschließend einen Besuchstermin, um sich einen oder mehrere Favoriten gemeinsam anzusehen. Sprechen Sie nach Möglichkeit mit der Heimleitung, dem Personal und den Bewohnern. Nehmen Sie dazu Ihre Liste mit persönlichen Wünschen mit und fragen Sie nach Details. Wenn Sie sich schon vorher einen Eindruck verschaffen wollen, gehen Sie zum Mittagessen oder Kaffeetrinken in die Einrichtung.
- ☐ **Probewohnen.** In den meisten Pflegeheimen können Sie mittlerweile für einige Tage zur Probe wohnen. Wird das nicht angeboten, kann ein Pflegebedürftiger meist für eine oder mehrere Wochen im Zuge der Kurzzeitpflege einziehen. Eine der Möglichkeiten sollte Ihr Angehöriger nutzen. Es ist der beste Weg, um herauszufinden, ob er sich mit der Qualität der Versorgung, den Mitbewohnern und der allgemeinen Atmosphäre wohlfühlt.

schlechteren Bedingungen unterschreiben, können Sie im Nachhinein die vorher versprochenen Leistungen einfordern. Das ist allerdings mit Aufwand verbunden. Um diesen zu vermeiden, sollten Sie einen Heimvertrag genau prüfen, bevor Ihr Angehöriger ihn unterschreibt (siehe Checkliste „Den Heimvertrag prüfen" auf S. 141).

Unabhängig vom Vertrag ist jedes Heim verpflichtet, sich um jeden Bewohner auch dann weiterhin zu kümmern, wenn sich dessen Zustand verschlechtert. Pflege und Betreuung müssen stets gewährleistet sein, sofern nicht das vollständige Pflegekonzept dafür umgestellt werden muss. Eine Ausnahme besteht, wenn im Vertrag bereits festgelegt ist, dass das Heim auf bestimmte Krankheiten oder Versorgungen nicht eingestellt ist. Das kann zum Beispiel der Fall sein, wenn ein Pflegebedürftiger ins Wachkoma fällt oder dauerhaft beatmet werden muss. In solchen Fällen kann die Heimleitung Sie bitten, Ihren Angehörigen in ein anderes Heim oder eine Klinik zu verlegen, wo die notwendige Versorgung sichergestellt werden kann.

Generell sind die Kündigungsregeln sehr verbraucherfreundlich. Die Bewohner dürfen den Vertrag binnen weniger Wochen kündigen, wenn sie nicht zufrieden sind. Stirbt der Pflegebedürftige, endet der Vertrag sofort. Das Heim hingegen kann den Vertrag nur unter ganz bestimmten Bedingungen beenden. Das ist zum Beispiel der Fall, wenn der Betreiber das Heim schließt oder der Pflegebedürftige seine Zahlungen über mehrere Monate hinweg nicht leistet. Angehörige dürfen in diesem Fall nicht als Bürgen in die Pflicht genommen werden. Auch wenn ein Bewohner sich weigert, sich in einen höheren Pflegegrad einstufen zu lassen, obwohl der Pflegebedarf deutlich gestiegen ist, kann das Heim den Vertrag kündigen. Zu guter Letzt muss sich der Pflegebedürftige an die Hausordnung halten. Wenn er beispielsweise mehrfach das Personal angegriffen und verletzt hat und es dafür keine triftigen, krankheitsbedingten Gründe gibt, darf das Heim ebenfalls eine Kündigung aussprechen.

Alternative Streitbeilegung

Wer im Nachhinein rechtswidrige Formulierungen im Vertrag entdeckt und durch ein Gespräch keine Besserung erzielen konnte, hat jederzeit das Recht zu klagen. Das ist aber den meisten zu aufwendig. Seit dem 1. April 2016 gibt es daher einen weiteren Weg: Mithilfe der Allgemeinen Verbraucherschlichtungsstelle haben Sie die Möglichkeit, einen Vertragsstreit mit einem Pflegeheim außergerichtlich zu lösen.

Wenn Sie beispielsweise im Nachhinein feststellen, dass im Vertrag Leistungen nicht auftauchen, die Ihnen vorher versprochen wurden, können Sie das „Zentrum für Schlichtung" einschalten. Dessen Mitarbeiter nehmen dann Kontakt zum Pflegeheim auf und versuchen eine außergerichtliche Einigung zu erzielen. Das kann zum Beispiel

Checkliste

Den Heimvertrag prüfen

Die Bedingungen von Heimverträgen sind sehr verbraucherfreundlich gestaltet. Dennoch sollten Sie einen Vertrag darauf prüfen, ob er diese Regeln auch einhält. Das kann bei 50 oder mehr Seiten zwar mühselig sein, doch meistens lohnt es sich. Und es gibt Hilfe.

- ☐ **Informationen vergleichen.** Sie haben ein Recht darauf, sämtliche Informationen über das Heim und dessen Pflegekonzept im Vorhinein zu erhalten. Nehmen Sie den Heimvertrag mit nach Hause und überprüfen Sie, ob darin andere Punkte genannt sind als in Infobroschüren oder auf der Webseite. Auch wenn Ihnen ein direkter Gartenzugang versprochen wurde und im Vertrag ein Zimmer im zweiten Stock steht, ist das nicht zulässig. Haken Sie bei Widersprüchen nach.

- ☐ **Juristischen Rat suchen.** Wenn Sie sich juristischen Rat wünschen, können Sie sich an die Bundesinteressenvertretung für alte und pflegebetroffene Menschen, kurz BIVA, wenden. Deren Juristen beraten telefonisch, per Mail oder Post und überprüfen Heimverträge. Die Kosten liegen bei 30 bis 60 Euro. BIVA-Mitglieder erhalten den Service kostenlos. Details dazu finden Sie unter www.biva.de/beratungsdienst. Auch manche Verbraucherzentralen bieten eine passende Beratung an. Beratungsstellen finden Sie unter www.verbraucherzentralen.de.

- ☐ **Vertrag kündigen.** Wenn Sie ein besseres Heim oder eine andere Wohnform gefunden haben, können Sie einen Heimvertrag recht kurzfristig kündigen. Meist geht das zum Monatsende, wenn bis zum dritten Werktag des Monats gekündigt wird. Die Details sind im jeweiligen Vertrag genannt. Stirbt Ihr Angehöriger, endet der Vertrag automatisch. Sie haben dann eine gewisse Frist, um die persönlichen Dinge des Verstorbenen abzuholen. Für deren Aufbewahrung dürfen die Heime allerdings ein Entgelt verlangen. Achten Sie bei Vertragsabschluss darauf, dass weder die Frist zu kurz noch die Aufbewahrungspauschale zu hoch ist.

so aussehen, dass der Vertrag in Ihrem Sinne geändert wird. Eine offizielle Schlichtungsstelle kann in solchen Situationen oft mehr bewirken als ein Gespräch vor Ort während des Alltagsgeschehens.

Das Recht auf diesen Schlichtungsweg lässt sich auch auf andere Wohnformen mit Pflege anwenden. Entscheidend ist, dass es einen Vertrag gibt, in dem ein Unternehmer an einen Verbraucher Wohnraum vermietet und gleichzeitig Pflege leistet. Heime oder andere Unternehmen sind allerdings nicht verpflichtet, sich auf die Schlichtung einzulassen. Wenn sie nicht mit der Schlichtungsstelle zusammenarbeiten wollen, müssen sie das aber vorher schriftlich deutlich machen. Dann bleibt Ihnen bei Beschwerden nur der Gang vors Gericht. Diese Option haben Sie im Übrigen immer. Falls Sie sich im Zuge der Schlichtung nicht einig werden, können Sie klagen. Mehr Infos dazu finden Sie unter www.verbraucher-schlichter.de.

Alternativen zum Pflegeheim

Neben klassischen Pflegeheimen etablieren sich zunehmend betreute Wohnkomplexe, Hausgemeinschaften und Pflege-WGs. Hier erfahren Sie, welche Wohnform sich für wen eignet.

→ **Vergleichsweise bekannt** ist betreutes Wohnen. In dieser Wohnform hat jeder Mieter eine kleine Wohnung innerhalb eines größeren Wohnkomplexes und kann einzelne Pflege- und Betreuungsleistungen bei Bedarf hinzubuchen. Der Vorteil besteht darin, dass die Bewohner sehr lange noch vergleichsweise eigenständig leben und nur die Unterstützung bekommen, die sie tatsächlich wollen. Immer bekannter werden auch stationäre Hausgemeinschaften. Dort leben acht bis zwölf Bewohner in jeweils einem oder mehreren eigenen Zimmern mit Bad. Sie teilen sich eine große Küche und Gemeinschaftsräume und erhalten ebenfalls Hilfe und Pflege nach Bedarf. In einer Pflege-WG wohnen die Pflegebedürftigen in einem eigenen Zimmer und teilen sich mit anderen Bewohnern die Küche, Bäder und Aufenthaltsräume. In WGs wohnen meist drei bis acht Personen zusammen, die tagsüber gerne Gesellschaft haben und trotzdem eine Rückzugsmöglichkeit schätzen. Die Angehörigen können sich bei allen Varianten mehr einbringen als in den Heimalltag, um Betreuung und Freizeit nach den

Die Wahlleistungen können beim betreuten Wohnen manchmal ausschließlich als Pakete gebucht werden. Achten Sie vor dem Abschluss eines Vertrags darauf, wie flexibel Sie die Wahlleistungen handhaben können. Wenn jemand lediglich Hilfe beim Putzen braucht, den Wasch- und Einkaufsservice aber ebenfalls mitbuchen und bezahlen muss, kann dadurch viel Geld verloren gehen.

Wünschen und Anforderungen der Pflegebedürftigen zu gestalten. Alle genannten Formen setzen sich zunehmend am Markt durch und werden teilweise sogar finanziell gefördert.

Betreutes Wohnen

Früher verstanden viele Leute unter betreutem Wohnen abgeschlossene Wohngemeinschaften für geistig eingeschränkte Personen. Heutzutage bedeutet betreutes Wohnen, dass ein oder zwei ältere Menschen eine barrierearme 1- bis 3-Zimmer-Wohnung in einem großen Wohnkomplex anmieten und individuelle Unterstützungsleistungen dazubuchen. Manche Wohnungen in betreuten Anlagen kann man auch kaufen. Ein Grundservice steht normalerweise allen Bewohnern zur Verfügung. Je nach Bedarf können Pflege- und Unterstützungsleistungen hinzugebucht werden. Diese Wohnform ist eher für vergleichsweise selbstständige Senioren gedacht und heißt deshalb auch „Wohnen mit Service". Der Grundservice setzt sich in der Regel folgendermaßen zusammen:

- Hausmeisterservice
- Gemeinschaftsräume
- Informationen zu Freizeitangeboten
- Beratung bei Bedarf durch eine Betreuungsperson vor Ort
- hauseigenes Hausnotrufsystem
- Vermittlung und Organisation von Hilfsdiensten und Pflegeleistungen

Zu den Wahlleistungen zählen oft:

- Hilfe beim Putzen, bei der Wäsche und/oder beim Einkaufen
- Fahr- und Bringdienste
- Besuchs- und Begleitdienste
- Essensservice, entweder als Essen auf Rädern oder als Gemeinschaftsmahlzeit
- ambulante Pflege

Betrieben wird die Anlage in der Regel von einem eigenständigen Anbieter oder einem Pflegedienstleister. Die Größe variiert sehr stark. Mitunter leben mehrere Dutzend Mieter zusammen im betreuten Wohnkomplex. Ob die Wohnungen möbliert sind oder selbst eingerichtet werden können, hängt vom Anbieter ab. Die Pflege und Betreuung

Alternative Wohnformen mit Pflege im Vergleich

Um sich für die passende Wohnform zu entscheiden, hilft ein Blick auf die Details.

	Pflege-WG	Stationäre Hausgemeinschaft	Betreutes Wohnen
geeignet für	Demenzkranke; alleinstehende Senioren, die gerne Gesellschaft haben, konfliktfähig und kompromissbereit sind	alleinstehende Senioren, die viel Hilfe brauchen, aber gerne „wie zu Hause" wohnen wollen	alleinstehende Senioren oder Paare, die noch relativ selbstständig sind und sich nicht scheuen, ein weiteres Mal umzuziehen, wenn sie mehr Pflege brauchen
Anzahl der Bewohner	3 bis 8 pro WG	8 bis 12 pro Wohneinheit, u. U. mehrere Hausgemeinschaften unter einem Dach	mehr als 12 pro Komplex
Art der Wohnung	1 Zimmer; Bad, Küche und Wohnzimmer zusammen; ggf. Garten oder Terrasse	1 bis 2 Zimmer mit Bad; Küche und Wohnzimmer zusammen, zusätzlich Hauswirtschaftsräume; ggf. Garten oder Terrasse	1 bis 3 Zimmer mit Küche und Bad; zusätzlich Hauswirtschafts- und Gemeinschaftsräume; ggf. Garten oder Park mit Café, Friseur etc.
Gelände	meist keins	teils zusammen mit Pflegeheim	teils zusammen mit Pflegeheim
Hilfe und Pflege	**privat:** Hilfe von Angehörigen oder Haushaltshilfe, Pflege nach Bedarf vom ambulanten Pflegedienst **professionell:** Hilfe und Pflege nach Bedarf vom ambulanten Pflegedienst, 24-Stunden-Betreuung durch Präsenzkräfte möglich	Hilfe und Pflege nach Bedarf vom ambulanten Pflegedienst, 24-Stunden-Betreuung durch Präsenzkräfte möglich	Hilfe und Pflege nach Bedarf vom eigenen oder ambulanten Pflegedienst, 24-Stunden-Betreuung durch Präsenzkräfte unüblich

	Pflege-WG	Stationäre Hausgemeinschaft	Betreutes Wohnen
Freizeitgestaltung	selbst organisiert	selbst organisiert und/oder durch Präsenzkräfte	selbst organisiert
Mitarbeit Angehörige	**privat:** u. U. viel Hilfe im Haushalt und bei der Freizeitgestaltung nötig **professionell:** Hilfe im Haushalt und bei der Freizeitgestaltung möglich	wenig Hilfe nötig, individuelle Freizeitgestaltung möglich	u. U. viel Hilfe nötig, wenn diese nicht bezahlt werden soll oder kann, individuelle Freizeitgestaltung nötig
ungefähre Kosten	200 bis 600 € Miete + 200 bis 300 € Haushaltsgeld + Pflege	300 bis 900 € Miete + 200 bis 300 € Haushaltsgeld + Pflege	300 bis 1 200 € Miete + 200 bis 300 € Haushaltsgeld + Hilfsleistungen + Pflege
Geld von der Pflegekasse	Sachleistung + Entlastungsbetrag + zusätzliche Leistungen für Pflegebedürftige in ambulanten Wohngruppen + ggf. Hilfsmittel + ggf. Umwandlung von Sachleistungen in Entlastungsleistungen	Leistungsbetrag + ggf. Hilfsmittel + ggf. Hilfe für behinderte Menschen in stationären Einrichtungen	Sachleistung + Entlastungsbetrag + ggf. Hilfsmittel + ggf. Umwandlung von Sachleistungen in Entlastungsleistungen

werden entweder von hauseigenen Ärzten und Pflegern übernommen oder es gibt eine Kooperation mit einem Pflegeheim oder Pflegedienst in der Nähe. Nicht selten befindet sich neben dem Wohnkomplex für betreutes Wohnen auf demselben Gelände noch ein Pflegeheim desselben Betreibers. Brauchen die Bewohner irgendwann mehr Unterstützung im Alltag, als der Service leisten kann, können sie relativ unkompliziert nach nebenan umziehen.

Für die Freizeitgestaltung gibt es je nach Größe des Wohnkomplexes meist mehrere Aufenthaltsräume, in denen sich die Bewohner treffen können, wenn sie Lust auf Gesellschaft haben. Aktionen sind grundsätzlich freiwillig und werden von den Bewohnern selbst gestaltet. Auch Besucher haben in der Regel Zutritt. Zusätzlich betreiben die Anbieter auf dem Gelände häufig ein Café und einen Friseursalon. Auch ein eigener Garten oder ein kleiner Park ist keine Seltenheit. Die genaue Ausgestaltung hängt vom Anbieter ab, da es nur wenige feste Regeln für das betreute Wohnen gibt.

Der Vorteil dieser Wohnform ist zum einen, dass die Hilfe im Alltag relativ spontan an die persönliche Entwicklung angepasst werden kann. Zum anderen ist es möglich, sowohl eigenständig zu leben als auch die Gesellschaft anderer Bewohner zu suchen. Außerdem sind die Wohnungen barrierearm und mit bestimmten Sicherheitsmechanismen ausgestattet. So haben betreute Wohnkomplexe in der Regel ein eigenes Hausnotrufsystem. Sollte einem der Bewohner etwas passieren, kann er aus jedem Raum – sowohl im Haus als auch innerhalb der eigenen vier Wände – den Notknopf drücken. Die Hausverwaltung koordiniert dann die nötige Hilfe.

Die Kosten für das Wohnen mit Betreuung sind stark von der Region, der Größe und Ausstattung der Wohnung sowie den genutzten Betreuungsangeboten abhängig. Generell sind sie eher höher als der örtliche Mietspiegel, weil der Grundservice mitfinanziert wird. Die Sätze für stationäre Pflege von der Pflegekasse können nur genutzt werden, wenn die Anlage als Pflegeheim ausgeschrieben ist. Ansonsten handelt es sich um eigenständiges Wohnen mit ambulanter Pflege. Wenn Sie sich für das betreute Wohnen interessieren und mehrere Anbieter infrage kommen, vergleichen Sie Lage, Ausstattung und Preise und lassen Sie sich auch über die Finanzierung beraten.

Gut zu wissen

Betreute Wohnkomplexe fallen nur manchmal unter das Heimgesetz. Wenn Pflege und Betreuung unabhängig vom Wohnraum angeboten werden, sind diese Einrichtungen nicht mit Pflegeheimen gleichgesetzt und freier in der Gestaltung. Sehr hochwertige Anlagen lassen sich manchmal bescheinigen, dass sie nach DIN 77800 die Anforderungen an „Betreutes Wohnen für ältere Menschen" erfüllen. Das Zertifikat ist aber teuer. Fehlt es, muss das kein Zeichen für eine schlechte Anlage sein. Manche sind stattdessen mit Qualitätssiegeln des Bundeslandes ausgestattet. Hat eine Anlage kein Siegel, ist es ratsam, erst einmal für einige Zeit zur Probe dort zu wohnen und sich erst danach zu entscheiden.

Die Luxusklasse beim betreuten Wohnen sind die Seniorenresidenzen oder Seniorenstifte. Dort umfasst der Grundservice meist deutlich mehr Leistungen – etwa ein eigenes Schwimmbad mit Sauna, regelmäßige Konzerte im eigenen Konzertsaal, mehrere Restaurants und einen großen Park. Dementsprechend teurer ist der Service. Wie beim normalen betreuten Wohnen können auch in Seniorenresidenzen die Pflegeleistungen individuell hinzugebucht und bezahlt werden. Je nach Lage und Ausstattung kommen monatlich mehrere Tausend Euro Eigenanteil zusammen.

Stationäre Hausgemeinschaft

Eine Mischung aus betreutem Wohnen und Pflegeheim ist die stationäre Hausgemeinschaft. In einer solchen leben in der Regel acht bis zwölf Personen unter einem Dach. Jeder Bewohner hat mindestens ein Schlafzimmer und ein eigenes Bad. Eine große Küche mit angrenzendem Esszimmer und ein Wohnzimmer stehen für alle zur Verfügung. Außerdem gibt es Hauswirtschaftsräume, eine Waschküche und oft einen Garten oder eine große Terrasse. Mehrere Hilfskräfte erleichtern den Alltag für die Bewohner und leisten je nach Bedarf tägliche Pflege. Im Gegensatz zum klassischen Pflegeheim steht hier aber nicht die Pflege im Vordergrund. Pflege, Betreuung, Begleitung und Haushalt sollen gleichwertig nebeneinander stehen und individuell geleistet werden.

Der Vorteil dieser Wohnform besteht darin, dass sie am ehesten dem privaten Wohnen entspricht. Jeder Bewohner kann sich in die eigenen vier Wände zurückziehen, wenn er das möchte. Gleichzeitig sind soziale Kontakte über den Hausflur erreichbar, und Pflege und Unterstützung im Alltag sind gewährleistet. Im Gegensatz zum Heim gibt es keinen festen Speiseplan, sondern die Bewohner können mitentscheiden, was es wann gibt, und bei der Zubereitung helfen. Das Wohnmodell entspricht daher eher den Vorstellungen vieler Menschen, die zwar Hilfe brauchen, aber dennoch so lange wie möglich eigenständig leben wollen. Diese Art des Wohnens wird daher auch manchmal als vierte Generation des Altenpflegeheims bezeichnet.

Wie klassische Pflegeheime werden auch die stationären Hausgemeinschaften meist von größeren Anbietern koordiniert. Das können Wohlfahrtsverbände, kirchliche Einrichtungen, kommunale oder private Träger sein. Sie stellen die Räume zur Verfügung, beschäftigen feste Hilfs- und Pflegekräfte und bieten beides aus einer Hand. Daher fallen stationäre Hausgemeinschaften auch unter das Heimgesetz.

Abgerechnet werden die Kosten meist pauschal in Abhängigkeit vom Pflegegrad. Die Bewohner erhalten dann zum Einzug einen Vertrag, der die einzelnen Punkte aufschlüsselt, die pro Monat zu bezahlen sind. Einen Teil davon übernimmt die Pflegekasse, genauso wie beim Pflegeheim (siehe „Was zahlt die Pflegeversicherung?", S. 17). Nur in manchen Fällen, etwa wenn die Zimmergrößen sehr unterschiedlich sind oder die Hilfsleistungen einzeln abgerechnet werden, zahlt jeder Bewohner einen individuellen, monatlich schwankenden Preis. Die einzelnen Leistungen sind dann in einer monatlichen Rechnung aufgeschlüsselt. Der Betrag der Pflegekasse bleibt stets gleich, nur der Eigenanteil variiert dann.

Örtlich sind die Hausgemeinschaften häufig an klassische Pflegeheime angegliedert. Manche sind auch auf einzelnen Etagen in Heime integriert. Oder der Träger betreibt mehrere Hausgemeinschaften unter einem Dach oder auf einem Gelände, um Synergieeffekte zu nutzen und Kosten zu sparen. Die gleiche Hausverwaltung kann sich dann beispielsweise um sämtliche Abrechnungen kümmern und ein Gärtner alle Außenanlagen pflegen.

Gut zu wissen

Präsenzkräfte sind ein Schlüsselelement für stationäre Hausgemeinschaften und Pflege-WGs. Sie kaufen ein, kochen mit den Bewohnern, unterstützen sie bei der Wäsche, aber helfen auch beim Aufstehen, Essen und Toilettengang – je nach Bedarf. Zwischendurch beschäftigen sie sich mit den Bewohnern, sie lesen ihnen etwa vor, helfen beim Stricken oder spielen mit ihnen. Die Präsenzkräfte brauchen deshalb neben einer Pflege-Ausbildung ein hohes Maß an Aufmerksamkeit und Empathie, um einschätzen zu können, wo welche Hilfe benötigt wird. Wenn Ihr Angehöriger sich für eine stationäre Hausgemeinschaft oder Pflege-WG interessiert, sollte er einige Tage dort zur Probe wohnen und auf die Arbeit der Präsenzkräfte achten. Sind diese freundlich, aufmerksam und hilfsbereit, ohne aufdringlich zu wirken, ist das meist entscheidend für das Wohlbefinden aller Bewohner.

→ Besuch ist erwünscht

Viele Angehörige schätzen an der stationären Hausgemeinschaft besonders, dass sie ihre Eltern, Schwiegereltern oder Paten wie früher besuchen können. Diese Zeit können sie dann entspannter genießen, als wenn sie ihre Verwandten pflegen und den Alltag organisieren müssten. Nutzen Sie diese gemeinsame Zeit. Auch andere Bewohner freuen sich vermutlich mit über Ihren Besuch.

Ob und wo sich stationäre Hausgemeinschaften in Ihrer Umgebung befinden, erfahren Sie im Pflegestützpunkt, vom Pflegebegleiter oder beim Wohlfahrtsverband. Es lohnt sich auch, in bestehenden Pflegeheimen nachzufragen. Viele Träger rüsten nach und nach einzelne Heime oder Etagen zu stationären Hausgemeinschaften um, da diese bei vielen Senioren beliebter sind als ein Zimmer im klassischen Heim.

Pflege-Wohngemeinschaft

Die individuellste Form des Zusammenlebens mit Unterstützung im Alltag ist die

Pflege-Wohngemeinschaft. Ähnlich einer Studenten-WG haben meist drei bis acht Bewohner in einer Pflege-WG jeweils ein eigenes Zimmer. Die Küche, Wohn- und Esszimmer, Bäder und eventuell Haushaltsräume werden geteilt. Auf diese Weise haben die Bewohner zwar nur einen kleinen Rückzugsraum, dafür aber besonders viel Kontakt untereinander. Gerade für Demenzkranke oder Menschen, die ansonsten leicht vereinsamen würden, ist die Pflege-WG daher eine geeignete Wohnform. Gleichzeitig ist es oft die günstigste Variante, wenn jemand im Alltag regelmäßig Hilfe braucht.

Trotzdem ist eine Pflege-WG nicht für jeden geeignet, da das Zusammenleben ein hohes Maß an Rücksicht und Absprachen erfordert. Bevor Pflegebedürftige nach einer Pflege-WG suchen oder sich entschließen, eine solche zu gründen, sollten sie sich selbst fragen:

- Bin ich bereit, meine eigenen Wünsche und Bedürfnisse auch mal hintanzustellen?
- Kann ich Konflikte sachlich austragen, wenn es bei der Organisation zu Streitigkeiten kommt?
- Wie viel Nähe und wie viel Privatsphäre brauche ich?

Ist ein Pflegebedürftiger nicht mehr in der Lage, diese Fragen zu beantworten, sollten Sie als Angehörige versuchen, Antworten in seinem Sinne zu finden. Außerdem muss Ihnen bewusst sein, dass das Leben in einer Pflege-WG auch von Ihnen als Angehörige mehr Mitarbeit erfordert als die anderen Wohnformen. Sie sollten regelmäßig überprüfen, ob die Arbeit des Pflegedienstes funktioniert und eventuell ausgebaut werden muss.

Wenn Sie eine Pflege-WG für die beste Variante halten, haben Sie zwei Möglichkeiten. Sie können sich für eine komplett privat organisierte oder eine professionell organisierte WG entscheiden.

Komplett privat organisierte WGs

In komplett eigenständig organisierten WGs lebt häufig eine Haushaltshilfe mit im Haus oder die Angehörigen helfen im Haushalt. Außerdem wird gemeinschaftlich ein Pflegedienst bestellt, der entweder mehrmals am Tag eine Pflegekraft vorbeischickt oder dauerhafte Präsenzkräfte ähnlich wie in einer stationären Hausgemeinschaft stellt. Diese wechseln sich so ab, dass 24 Stunden an sieben Tagen pro Woche jemand vor Ort ist. Vor allem in Demenz-WGs ist es in der Regel nötig, dass am Tag ein bis zwei Pflegekräfte und in der Nacht eine Pflegekraft in der WG sind, um die Bewohner zu betreuen. Wird diese von allen gemeinsam bezahlt, ist eine 24-Stunden-Betreuung deutlich besser zu finanzieren, als wenn eine Person die Kosten alleine tragen müsste. Ein weiterer Vorteil besteht darin, dass pflegebedürftige WG-Bewohner einen Zuschuss von der Pflegeversicherung für eine Präsenzkraft erhalten können.

In privaten Pflege-WGs müssen Sie alle Freizeitaktivitäten für die Pflegebedürftigen planen und organisieren, wenn diese dazu nicht mehr in der Lage sind. Gibt es keine Haushaltshilfe, ist es außerdem üblich, dass die Angehörigen sich um den Haushalt sowie um anstehende Reparaturen oder Anschaffungen kümmern. Auch die Abrechnungen mit dem Pflegedienst und eine eventuell nötige Aufstockung der Leistungen müssen von einem Angehörigen organisiert werden.

→ Heimrecht oder nicht?

Pflege-WGs fallen manchmal unter das Heimrecht, häufig aber unter das Wohn- und Betreuungsvertragsgesetz. Welche Auswirkungen das hat, ist von der Organisationsstruktur und dem Bundesland abhängig. Dementsprechend müssen Pflege-WGs unterschiedliche Kriterien erfüllen, und sie unterliegen nur manchmal der Heimaufsicht. Erkundigen Sie sich daher im Pflegestützpunkt oder bei einem Wohlfahrtsverband nach den Regeln für Ihr Bundesland. Nur so wissen Sie, auf welche Besonderheiten Sie bei der Suche oder Gründung achten müssen.

In den meisten Fällen sind Pflege-WGs allerdings nicht privat, sondern durch einen professionellen Träger organisiert. Das kann etwa ein Wohlfahrtsverband oder ein Pflegedienst sein. Dieser besorgt zunächst die Räumlichkeiten, baut sie im Bedarfsfall um und vermietet anschließend die Zimmer. Die Bewohner können dann gemeinsam entscheiden, wie viel Hilfe sie brauchen und bezahlen wollen. Der Anbieter des Pflegedienstes ist mit dem Vermieter aber oft bereits festgelegt.

In seltenen Fällen kommt auch eine Art private Hausgemeinschaft zustande. Das ist meist der Fall, wenn eine Person oder ein Paar ein großes Haus besitzt und dieses so umbaut, dass einzelne, barrierearme Wohnungen entstehen. In eine Wohnung zieht dann der Besitzer ein, die restlichen werden vermietet. Zusätzlich gibt es meist eine Gemeinschaftswohnung oder ein großes Wohnzimmer für alle. Hilfs- und Pflegedienste können auch in diesem Fall von allen Bewohnern gemeinsam organisiert und bezahlt werden.

Wenn Sie sich für eine privat organisierte Pflege-WG entscheiden, ist es häufig schwierig, einen Platz in einer bestehenden Wohngemeinschaft zu finden. Wollen Sie selbst eine WG gründen, ist das aber ohne große Probleme möglich. Allerdings erfordern Planung und Wohnraumsuche einiges an Zeit. Welche Details Sie beachten sollten, lesen Sie in der Checkliste „Eine Pflege-WG gründen" auf S. 152.

Wer einen Pflegegrad hat, kann für bauliche Maßnahmen in der WG Zuschüsse von der Pflegekasse erhalten. Pro Person gibt es maximal 4 000 Euro. Bis zu vier Personen dürfen ihre Zuschüsse miteinander für ein Bauprojekt kombinieren. Zusätzlich gibt es eine Anschubfinanzierung von bis zu 2 500 Euro pro Person für eine neue ambulante Wohngruppe. So können Sie beispielsweise eine nicht barrierefreie Wohnung umbauen oder eine Erdgeschosswohnung mit unpassender Zimmeranzahl oder -aufteilung für die Bewohner umgestalten. Beide Zuschüsse können Sie bei Ihrer Pflegekasse beantragen.

Unabhängig vom Pflegegrad können Mieter und Eigentümer auch Fördergelder von der Kreditanstalt für Wiederaufbau (KfW) nutzen. Sie vergibt Zuschüsse bis maximal 6 250 Euro pro Wohneinheit für barrierereduzierende Maßnahmen. Außerdem können Sie unabhängig von Ihrem Alter einen Kredit bis zu 50 000 Euro erhalten, um Wohnraum barrierearm umzubauen (siehe „Fördermittel für Umbauten", S. 78). Auch manche Kommunen und Bundesländer haben eigene Fördertöpfe. Fragen Sie danach bei Ihrem Pflegestützpunkt oder Pflegebegleiter vor Ort.

Um einen Zuschuss zu erhalten, muss dieser in der Regel bewilligt werden, bevor die Umbaumaßnahmen beginnen. Nicht alle Zuschüsse lassen sich kombinieren. Erkundigen Sie sich daher rechtzeitig nach möglichen Zuschüssen, holen Sie anschließend einen Kostenvoranschlag ein und lassen Sie die Handwerker erst beginnen, wenn Sie wissen, ob und welchen Zuschuss Sie unter welchen Bedingungen erhalten..

3 OPTIONEN FÜR DEN MIETVERTRAG EINER WG

1 **Einer der Bewohner ist Besitzer** oder Hauptmieter und vermietet die Räume an Untermieter weiter. Das ist die erste von drei Optionen, eine private Pflege-WG zu gründen. Sie bedeutet viel Kontrolle für den Besitzer oder Hauptmieter und relativ wenig Mitspracherecht für die Untermieter.

2 **Alle Mieter sind Hauptmieter.** Wenn Sie gleichberechtigt eine Wohnung anmieten, müssen Sie alle Entscheidungen, die die WG betreffen, gemeinsam fällen. Außerdem haftet jeder für die anderen, falls diese etwas kaputt machen oder nicht rechtzeitig zahlen.

3 **Jeder Mieter schließt** einen einzelnen Mietvertrag mit dem Vermieter für sein Zimmer ab, die Gemeinschaftsräume werden an alle vermietet und die Kosten dafür unter den Bewohnern aufgeteilt. Diese Variante bedeutet relativ viel Aufwand, aber auch Gleichberechtigung und wenig Haftung für die anderen Mitbewohner.

Checkliste

Eine Pflege-WG gründen

- ☐ **Mitbewohner finden.** Wenn es keine enge Freundesgruppe gibt, die im Alter zusammenziehen möchte, können Sie nach fremden Mitstreitern suchen. Achten Sie darauf, dass die zukünftigen Mitbewohner ähnliche Interessen und Wertvorstellungen haben. Das reduziert das Konfliktpotenzial. Auch Sie als Angehörige sollten gut miteinander klarkommen, da Sie den Alltag gemeinsam organisieren müssen.
- ☐ **Ziele definieren.** Setzen Sie sich mit allen Beteiligten zusammen und schreiben Sie Ihre Vorstellungen über ein Leben in der Pflege-WG auf. Planen Sie dafür genug Zeit ein und klären Sie, wer welche Aufgaben im Pflege-Alltag übernehmen soll. Bestimmen Sie etwa einen Einkäufer, einen Schatzmeister, einen Gartenpfleger, einen Haustierbeauftragten usw. Entscheiden Sie, wie oft und in welcher Form Sie einen Pflegedienst und Hilfsangebote nutzen wollen und wie Sie damit umgehen, wenn der Zustand der Bewohner sich verschlechtert. Können Sie sich nicht einigen, suchen Sie lieber erneut, als später jahrelang unter Streitigkeiten zwischen den Angehörigen zu leiden.
- ☐ **Beratung nutzen.** Lassen Sie sich zusammen über die juristischen Feinheiten einer Pflege-WG beraten. Entsprechende Ansprechpartner finden Sie über Ihren Pflegestützpunkt oder einen Pflegebegleiter.
- ☐ **Mietform klären.** Welche Optionen Sie dafür haben, sehen Sie im Kasten auf S. 151.
- ☐ **Rechtsform klären.** Gründen Sie am besten eine Gesellschaft bürgerlichen Rechts (siehe S. 153), um alle Belange im Pflege-Alltag organisieren zu können.
- ☐ **Wohnraum suchen und anpassen.** Erst wenn die ersten fünf Punkte geklärt sind, sollten Sie nach einer passenden Wohnung oder einem Haus suchen. Sind Umbauten nötig, können Sie dafür die Fördergelder der Pflegekasse und der KfW (siehe „Fördermittel für Umbauten", S. 78) nutzen.

→ Die passende Trägerform

Wenn Sie eine Pflege-WG gründen, sollten sich alle Angehörigen in einer Rechtsform zusammenschließen. Nur dann können Sie reibungslos gemeinsam einen Pflegedienst beauftragen. Die einfachste Form, die sich auch für eine Pflege-WG eignet, ist die Gesellschaft bürgerlichen Rechts (GbR). Sie brauchen dafür keine Satzung oder eine Mindestanzahl an Mitgliedern. Theoretisch gründen Sie eine GbR automatisch, wenn Sie zusammen eine Dienstleistung nutzen. Es ist aber aus juristischen Gründen von Vorteil, schriftlich festzuhalten, wie Sie die Pflege-WG organisieren wollen, wer wozu berechtigt ist, wie Sie vorgehen wollen, wenn ein Mitbewohner stirbt, und wie Sie eine Kündigung oder Aufhebung der WG handhaben wollen. Bei Fragen wenden Sie sich an einen Pflegestützpunkt, eine Pflegeberatung oder einen Pflegebegleiter.

▸ Professionell organisierte WGs

Wenn Sie sich für eine professionell organisierte Pflege-WG entscheiden, gestaltet sich die Suche meist einfacher. Auf der Webseite www.wohnen-im-alter.de unter „Einrichtungen", „Senioren WG" finden Sie beispielsweise Pflege-WGs im Umkreis. Ob dort Plätze frei sind, können Sie bei den WGs erfragen. Unter service.pflege.de/senioren-wg werden Ihnen freie Plätze in verschiedenen Senioren-Einrichtungen herausgesucht. Sie können dort zusätzlich zum Ort auch individuelle Suchkriterien angeben, also beispielsweise wie teuer die Einrichtung sein darf und wann Sie das Zimmer ungefähr brauchen. Um Details zu den Unterkünften zu erhalten, müssen Sie allerdings persönliche Daten hinterlassen. Wollen Sie sich vor Ort beraten lassen, können Sie sich meist auch an die Pflegeberatung wenden.

Umziehen

Wenn jemand in eine Wohnform mit Pflege umzieht, sind einige Verträge nicht mehr nötig. Eine rechtzeitige Kündigung spart viel Geld. Stellen Sie vor allem Mitgliedschaften und Abos auf den Prüfstand. Die Lieblingszeitschrift kann ins neue Zuhause geliefert werden, sobald Sie die neue Adresse durchgeben. Die Mitgliedschaft im Sportverein wird hingegen eventuell schon länger nicht mehr genutzt. Für Strom, Gas, Telefon, Internet und Bezahlfernsehen haben Sie meist ein Sonderkündigungsrecht, wenn der Umzug aus gesundheitlichen Gründen erfolgt oder die Leistung am neuen Wohnort nicht erbracht werden kann. Überprüfen Sie auch private Versicherungen. Eine Wohngebäude- oder Auslandsreisekrankenversicherung wird meist nicht mehr benötigt. Eine Privathaftpflicht-Versicherung hingegen ist auch im Heim oder in einer Pflege-WG unerlässlich. Einen Überblick erhalten Sie unter www.test.de, Suchworte: „Versicherungscheck für Ältere".

Hilfe

Adressen

Persönliche Pflegeberatung

Staatliche Pflegestützpunkte und Pflegeberatung

In allen Bundesländern außer Sachsen und Sachsen-Anhalt
www.pflegestuetzpunkte-online.de
www.pflegestuetzpunkte-deutschlandweit.de

In Sachsen
www.pflegenetz.sachsen.de

In Sachsen-Anhalt
www.pflegeberatung-sachsen-anhalt.de

Freie Träger

Arbeiter-Samariter-Bund
www.asb.de

AWO Arbeiterwohlfahrt Bundesverband
www.awo.org

Bundesarbeitsgemeinschaft der Freien Wohlfahrtspflege
www.bagfw.de

Bundesverband unabhängiger Pflegesachverständiger und PflegeberaterInnen
www.bvpp.org

Caritasverband
www.caritas.de

Deutsches Rotes Kreuz
www.drk.de

Diakonie Deutschland, Ev. Bundesverband
www.diakonie.de

Johanniter-Unfall-Hilfe
www.johanniter.de

Malteser Hilfsdienst
www.malteser.de

Paritätischer Wohlfahrtsverband
www.der-paritaetische.de

Volkssolidarität Bundesverband
www.volkssolidaritaet.de

Ehrenamtliche Hilfe & Selbsthilfe

Netzwerke

Bundesarbeitsgemeinschaft Selbsthilfe
www.bag-selbsthilfe.de

Bundesarbeitsgemeinschaft der Senioren-Organisationen (BAGSO)
www.bagso.de

Bundesinteressenvertretung für alte und pflegebetroffene Menschen (BIVA)
www.biva.de

Bundesnetzwerk Bürgerschaftliches Engagement
www.b-b-e.de

Kuratorium Deutsche Altershilfe
www.kda.de

NAKOS – Nationale Kontakt- und Informationsstelle zur Anregung und Unterstützung von Selbsthilfegruppen
www.nakos.de

Netzwerk Pflegebegleitung
www.pflegebegleiter.de

Pflegen und Leben – Psychologische Onlineberatung
www.pflegen-und-leben.de

Telefonseelsorge der christlichen Kirchen
www.telefonseelsorge.de
Tel. 0800 1110111 und 0800 1110222

Urlaub und Pflege
www.urlaub-und-pflege.de

Foren für pflegende Angehörige

Elternpflegeforum
elternpflege-forum.de

Pflegenetz-Forum
forum.pflegenetz.net

Treffpunkt für pflegende Angehörige
www.pflegendeangehoerige.info

Ratgeberforen zum Thema Demenz
www.wegweiser-demenz.de/weblog-und-forum

Wohnen im Alter

Umbauen

Barrierefrei leben e. V.
www.barrierefrei-leben.de
www.online-wohn-beratung.de

Bundesarbeitsgemeinschaft Wohnungsanpassung
www.wohnungsanpassung-bag.de

Suche nach Pflegediensten, stationären Einrichtungen und anderen Wohnformen

Allgemeine Ortskrankenkassen
www.aok-pflegeheimnavigator.de

Betriebskrankenkassen
www.bkk-pflegefinder.de

Knappschaft
www.der-pflegekompass.de

TK, Barmer, DAK und weitere Ersatzkassen
www.pflegelotse.de

Forum Gemeinschaftliches Wohnen
www.fgw-ev.de

Geprüfte Einrichtungen in der Nähe
service.pflege.de/senioren-wg

Online-Verzeichnis für Senioren-WGs
www.wohnen-im-alter.de/einrichtung/senioren-wg

Weitere Informationen

Begutachtung und Gesundheit

Pflegebegutachtung ab 2017: Informationsportal der Medizinischen Dienste
www.pflegebegutachtung.de

Unabhängige Patientenberatung
www.patientenberatung.de
Telefonische Beratung: 0800 0117722

Sonstige Informationen zur Pflege

Allgemeine Verbraucherschlichtungsstelle
www.verbraucher-schlichter.de

Bundesamt für Familie und zivilgesellschaftliche Aufgaben (BAFzA)
www.bafza.de

Bundesministerium für Familie, Senioren, Frauen und Jugend
www.bmfsfj.de
Pflegetelefon: 030 20179131

Kreditanstalt für Wiederaufbau (KfW)
www.kfw.de

Wege zur Pflegezeit
www.wege-zur-pflege.de

Weisse Liste
www.weisse-liste.de

Zentrum für Qualität in der Pflege
www.zqp.de

Kleines Pflege-Glossar

Begutachtung: Wenn sich eine Person als pflegebedürftig einstufen lassen möchte, kommt ein geschulter Pfleger oder Arzt und prüft deren Fähigkeiten im Gespräch und mit Übungen. Anhand eines Punktesystems schlägt er entweder keinen oder einen Pflegegrad zwischen 1 und 5 vor.

Familienpflegezeit: Wer einen Angehörigen pflegen will, kann eine staatlich geförderte Form der Teilzeitarbeit nutzen oder im Job aussetzen, ohne dass der Chef ihm kündigen darf. Die Dauer reicht von zehn Tagen (kurzzeitige Arbeitsverhinderung) bis zu zwei Jahren (Familienpflegezeit).

Grundpflege: Gemeint ist einfache Pflege, wie Hilfe beim Waschen, Anziehen, Laufen, Essen und Trinken. Auch Laien dürfen das übernehmen. Anderes gilt bei der Behandlungspflege, etwa Wundversorgung, Verabreichung von Medikamenten und Injektionen und Blutentnahme. Das darf nur von geschulten Pflegern durchgeführt werden.

Hilfsmittel: Sie sollen Pflegebedürftigen ein selbstständigeres Leben ermöglichen. Es gibt technische Hilfsmittel, wie Rollstuhl oder Pflegebett, und Pflege-Hilfsmittel, wie etwa Inkontinenz-Einlagen.

Pflegegeld: Versorgen Angehörige einen Pflegebedürftigen zu Hause, können sie von der Pflegekasse ein Pflegegeld erhalten. Je nach Pflegegrad beträgt es zwischen 316 und 901 Euro pro Monat. Kommt ein Pflegedienst, gibt es die Pflegesachleistung von 689 bis 1 995 Euro pro Monat. Beide Leistungen lassen sich kombinieren. Pflegeheimbewohner erhalten den Leistungsbetrag von bis zu 2 005 Euro pro Monat.

Pflegegrad: Ein offizieller Pflegegrad ist die Voraussetzung für Leistungen von einer sozialen oder privaten Pflegeversicherung. Die Skala reicht von Pflegegrad 1 (kaum Hilfe = Basisleistungen) bis Pflegegrad 5 (ständige Betreuung = Höchstleistungen).

Tagespflege: In Tagespflege-Einrichtungen können Pflegebedürftige sich an einzelnen Vor- und/oder Nachmittagen versorgen lassen. Das Gegenstück ist die Nachtpflege, die eine Versorgung inklusive Schlafmöglichkeiten von 18 bis 8 Uhr bietet. Für beide Formen dieser teilstationären Pflege gibt es Zuschüsse von der Pflegeversicherung.

Verhinderungspflege: Wenn pflegende Angehörige krank werden oder in den Urlaub fahren wollen, können sie pro Jahr bis zu sechs Wochen lang Extrageld für eine Ersatzpflegekraft erhalten. Alternativ oder zusätzlich gibt es Zuschüsse für die Kurz-

Stichwortverzeichnis

zeitpflege, also die vorübergehende Versorgung in einem Pflegeheim.

A

B

D

E

F

G

H

K

M

N

P

2. Nachdruck

Stiftung Warentest
Lützowplatz 11–13
10785 Berlin
Telefon 0 30/26 31–0
Fax 0 30/26 31–25 25
www.test.de
email@stiftung-warentest.de

USt-IdNr.: DE136725570

Vorstand: Hubertus Primus
Weitere Mitglieder der Geschäftsleitung:
Dr. Holger Brackemann, Daniel Gläser

Programmleitung: Niclas Dewitz

Autorin: Marina Engler
Projektleitung: Ursula Rieth
Lektorat: Stefanie Barthold
Korrektorat: Christoph Nettersheim
Fachliche Unterstützung: Dieter Lang, Katrin Andruschow (Redaktion test), Aline Klett (Redaktion Finanztest)
Titelentwurf: Josephine Rank, Berlin
Layout: Büro Brendel, Berlin
Grafik, Satz: Sylvia Heisler
Illustrationen: Mario Mensch, Hamburg
Bildredaktion: Sylvia Heisler
Bildnachweis: gettyimages (Titel, S. 3, 8, 32, 54, 94, 128); imago (S. 3, 66); shutterstock (S. 2, 112); masterfile (S. 2); thinkstock (S. 2); istock (S. 31).

Produktion: Vera Göring
Verlagsherstellung: Rita Brosius (Ltg.), Romy Alig, Susanne Beeh
Litho: tiff.any, Berlin
Druck: Rasch Druckerei und Verlag GmbH & Co. KG, Bramsche

ISBN: 978-3-86851-394-3

Wir haben für dieses Buch 100 % Recyclingpapier und mineralölfreie Druckfarben verwendet. Stiftung Warentest druckt ausschließlich in Deutschland, weil hier hohe Umweltstandards gelten und kurze Transportwege für geringe CO_2-Emissionen sorgen. Auch die Weiterverarbeitung erfolgt ausschließlich in Deutschland.